AF324571

DOCUMENTS DE CRIMINOLOGIE
ET DE MÉDECINE LÉGALE
Publiés sous la direction du Dr A. LACASSAGNE

ÉTUDE HISTORIQUE ET CRITIQUE

DES

EMBAUMEMENTS

AVEC DESCRIPTION

D'UNE NOUVELLE MÉTHODE

PAR

le Dr PARCELLY

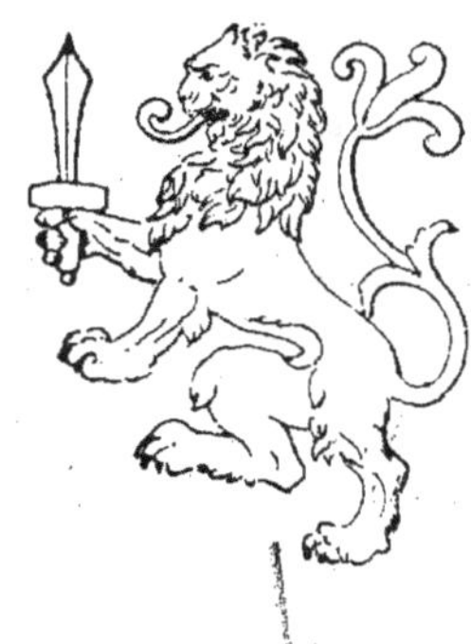

LYON	PARIS
A. STORCK, ÉDITEUR	G. MASSON, ÉDITEUR
78, rue de l'Hôtel-de-Ville	120, boulevard St-Germain

1891

DOCUMENTS DE CRIMINOLOGIE
ET DE MÉDECINE LÉGALE
Publiés sous la direction du Dr A. LACASSAGNE

ÉTUDE HISTORIQUE ET CRITIQUE

DES

EMBAUMEMENTS

AVEC DESCRIPTION

D'UNE NOUVELLE MÉTHODE

PAR

le Dr PARCELLY

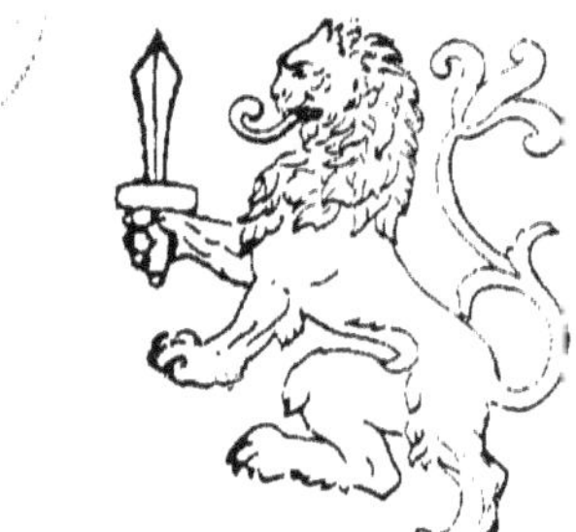

<table>
<tr><td align="center">LYON
A. STORCK, Éditeur
78, rue de l'Hôtel-de-Ville</td><td align="center">PARIS
G. MASSON, Éditeur
120, boulevard St-Germain</td></tr>
</table>

1891

PRÉFACE

—

Da veniam scriptis quorum non Gloria nobis
Causa, sed utilitas officiumque fuit.

(Ovide, Epist. ex Ponto).

En 1879, M. le Professeur Lacassagne, (1) après avoir
solidement réfuté, dans son article sur la CRÉMATION, les
trois principaux reproches que les adversaires de l'inhumation faisaient aux cimetières, s'exprimait ainsi :

« Qu'on se tranquillise donc, on peut être assuré qu'il
dépend des hommes de garder près d'eux leurs morts Pour
atteindre un tel but les moyens ne font pas défaut. Il serait
au moins étrange que dans un état de civilisation aussi
florissant. dans un siècle où les sciences physico-chimiques
et biologiques ont fait de si grands progrès, nous fussions
inférieurs, à un point de vue semblable, à toutes les théo-
craties de l'antiquité. »

C'est qu'en effet, déjà à cette époque, la science possédait
un grand nombre de procédés de conservation du cadavre
humain, parmi lesquels ceux de William Hunter, du professeur Chaussier, du Dr Sucquet, de Laskowski de Genève,
du savant Brunetti, étaient considérés comme les meilleurs
et donnaient réellement de bons résultats.

(1) Art. *Crémation* du Dict. de Dechambre.

Cependant, il faut bien le reconnaître, toutes ces méthodes, les unes à cause de la complication du manuel opératoire qu'elles exigeaient, les autres à cause des opérations plus ou moins blessantes pour la délicatesse du public qu'elles comportaient, laissaient beaucoup à désirer. On n'était pas encore en possession d'un procédé simple, sûr, facile à appliquer, à la portée de tous, évitant ce qui peut choquer des yeux peu accoutumés aux travaux d'anatomie, qu'on était en droit d'attendre de la science moderne. Aussi voyait-on chaque jour se réaliser ces paroles du Dr Sucquet : « L'embaumement perdra de plus en plus la faveur publique, s'il ne surgit pas quelque méthode nouvelle, simple et sûre, quelle que soit d'ailleurs l'habileté des opérateurs. »

Il était réservé à M. le professeur Dubois, de la Faculté des Sciences de Lyon, de résoudre enfin, au moins en grande partie, ce problème difficile, et de trouver le procédé qu'on réclamait depuis si longtemps. Le procédé R. Dubois, en effet, par sa simplicité, par les beaux résultats qu'il donne, semble appelé à faire sortir l'embaumement de l'enceinte des laboratoires ou de quelques familles privilégiées, pour le faire passer dans le domaine de la vulgarisation et de la pratique commune. Avec cette découverte, l'homme du peuple pourra, aussi bien que le riche et le grand seigneur, supprimer à son gré la corruption qui l'attend un jour, et immobiliser pour un temps indéfini les restes de ceux qu'il a aimés.

C'est ce procédé nouveau que nous nous proposons de développer dans cette thèse.

Nous en montrerons la nature, le manuel opératoire. Nous parlerons des nombreuses applications qu'il pourra avoir au point de vue social, militaire, hygiénique, médico-légal.

Mais, pour bien faire sentir sa supériorité, sur ceux qui l'ont précédé, nous nous proposons de reprendre, d'un peu plus haut, la question de la conservation du corps humain après la mort. Nous étudierons, au point de vue historique et critique, dans la suite des siècles, les principales méthodes d'embaumement. En un mot, nous verrons ce qu'ont été les embaumements dans *le passé*, ce qu'ils sont dans *le présent*, ce qu'ils pourront être dans *le futur*. D'où trois parties dans notre travail.

Mais, pour apprécier à sa juste valeur un procédé quelconque de conservation, il faut auparavant se faire une idée exacte de la manière dont s'opère, dans les conditions ordinaires, la destruction du corps humain. Or, deux actes président à cette destruction. La *putréfaction* et la *disparition* du cadavre.

§ I. — PUTRÉFACTION DU CADAVRE HUMAIN

Aussitôt après la mort, commence la désagrégation de la substance organique. « Notre chair, dit Bossuet (oraison funèbre d'Henriette d'Angleterre), change bientôt de nature, notre corps prend un autre nom, même celui de cadavre, parce qu'il montre encore quelque chose d'humain, ne lui demeure pas longtemps. Il devient un je ne sais quoi qui n'a plus de nom dans aucune langue ».

Comment s'effectue un tel changement?

Pendant de longs siècles la cause première, la nature

intime de la putréfaction cadavérique ont été à peu près complètement inconnues.

On savait, il est vrai, depuis longtemps, que c'était au moyen de la putréfaction que la nature entretenait dans le monde le *circulus æterni metus materiæ* et Lucrèce dans son poème : *De natura rerum*, exprimait élégamment cette idée lorsqu'il écrivait :

> *« Haud igitur penitus pereunt quæcumque videntur*
> *Quando aliud ex alio reficit natura nec ullam*
> *Rem gigni patitur nisi morte adjuta aliena. »*

A la fin du dernier siècle, notre immortel Lavoisier avait fait faire un pas de plus à la question, en considérant la putréfaction comme une combustion lente, une oxydation par l'oxygène de l'air de la substance organique. Mais, l'agent qui la provoquait n'était pas encore connu, et on était bien loin à cette époque de pouvoir s'écrier, en renversant la phrase de Mitscherlich. sans en changer la vérité : « La pourriture c'est la vie ». C'est seulement en 1862 que Pasteur démontra l'exacte vérité de cette proposition en apparence paradoxale, en indiquant que la putréfaction devait être attribuée à l'action d'êtres microscopiques; mais vivants, à l'action de ce que Sedillot de Strasbourg a appelé depuis les *microbes* (1).

« Si les êtres microscopiques, dit Pasteur, disparaissaient de notre globe, la surface de la terre serait encombrée de matières organiques et de cadavres de tous

____

(1) Le nom de microbes proposé par Sédillot en 1878 convient en même temps qu'aux bactéries, à des levures, des moisissures, à des animaux inférieurs infusoires ou autres ; il en est de même du terme micro-organisme. (Macé, traité de Bactériologie, p. 9).

genres, animaux et végétaux. Ce sont eux qui donnent à l'oxygène de l'air les moyens de les brûler et de les transformer en préparant une vie nouvelle. »

Ce sont eux qui *accomplissent tous les dédoublements* accompagnés de produits volatiles d'odeur infecte, auxquels on doit désormais réserver le nom de putréfaction.

« L'examen à la fois chimique et microscopique du produit solide ou liquide qui donne lieu au dégagement gazeux permet de suivre pas à pas la marche de la putréfaction, dit le Dr L. Hugounenq (1). La matière albuminoïde est d'abord envahie par des myriades de bactéries qui s'attaquent à elle ; elle se scinde alors en substance de complexité moindre, bientôt impropre à la vie des bactéries primitives. De nouveaux êtres infiniment petits envahissent aussitôt le milieu putride où ils trouvent un terrain favorable à leur développement et à leur propagation. Sous l'influence de ces nouveaux venus, les réactions s'accélèrent, les produits de dédoublement formés pendant le premier stade se dédoublent à leur tour en produits plus simples, au sein desquels la vie n'est plus possible pour les bactéries qui ont provoqué leur formation. Devenues excrémentitielles pour l'espèce précédente, les substances putrides sont encore alimentaires pour une nouvelle génération de microbes, qui trouve dans la chaleur, dégagée par ces dédoublements successifs, la source de son énergie vitale : et c'est ainsi que de simplification en simplification, la matière putride, envahie tour

____

(1) *Archives de l'anthropologie criminelle et des sciences pénales,* art. putréfaction sur le cadavre et le vivant, 1887.

à tour par des bactéries différentes, arrive progressivement à une série de corps relativement simples et trop stables pour se prêter au jeu délicat des forces biologiques des infiniment petits ».

Les microorganismes qui travaillent ainsi au mouvement morphologique de la matière morte sont des végétaux. Ce sont des algues de la classe des schizophytes (Cohn).

L'ammoniaque, la potasse, l'acide sulfurique ne les attaquent pas ; car leur protoplasma est protégé par une couche de cellulose (Arloing, *Traité des virus*, p. 46).

Ils sont excessivement nombreux ; Ehremberg en a compté plus de trente espèces. Néanmoins Pasteur a pu les partager toutes en deux grands groupes : les aérobies et les anaérobies.

Les premiers sont avides d'oxygène libre et ils ne peuvent végéter qu'en présence de ce gaz. Les seconds, au contraire, voient leur développement contrarié et même complètement arrêté par l'oxygène à l'état de liberté.

Ceux-ci ne vivent qu'à la surface des matières putrescibles, ceux-là se trouvent bien dans leurs profondeurs. Les uns se comportent comme la levure de bière, les autres comme le micoderme du vinaigre. Les vibrions anaérobiens tels que le bacille putride apportent à la destruction du cadavre les qualités spéciales des ferments ; ils s'efforcent de dissocier, de dédoubler les matières albuminoïdes en produits gazeux et en corps nouveaux de constitution plus simple : tels que les ammoniaques composés, les acides gras volatils d'odeur infecte, tel que l'endol, le scatol etc. d'odeur fécaloïde très pénétrante.

Beaucoup d'anaérobies dégagent de l'hydrogène plus ou moins pur qui, rencontrant à l'état naissant du soufre, du phosphore et de l'azote dans les composés albumineux des tissus, donne naissance à de l'hydrogène sulfuré, phosphoré, à de l'ammoniaque dont la mauvaise odeur vient s'ajouter à celle des substances précédentes, et former le fumet repoussant de la putréfaction, variant suivant la qualité et la quantité des divers composants.

A côté de ces produits volatils on trouve des produits fixes, résidus comme les premiers de l'activité vitale des microbes. C'est de la leucine, de la tyrosine, du glycocoll etc. (Macé, *Traité pratique de bactériologie*, p. 80).

Les ferments anaérobiens cessent fatalement leur action devant certaines matières encore complexes, mais qui ne sont plus capables d'alimenter leur vie. Mais ces substances peuvent être brûlées complètement par les bactéries aérobiennes de la surface, qui jouent ainsi un rôle complementaire de celui des vibrions de l'intérieur.

Ces organismes oxydants absorbent, en effet, l'oxygène de l'air, le fixent sur la matière à détruire, et lui font subir ainsi les véritables phénomènes de la combustion lente. Le résultat ultime de la transformation est surtout de l'acide carbonique et de l'eau : produits simples et inodores.

Les êtres de la surface et ceux de la profondeur se portent ainsi un mutuel concours, et peuvent de la sorte mener rapidement l'œuvre de décomposition de la matière organique.

Pour produire tous ces changements, les microbes de la putréfaction, anaérobies ou aérobies, sécrètent des diastases qui jouent à peu près le rôle du suc gastrique chez les animaux supérieurs. Ces substances liquéfient les matières albuminoïdes et les rendent dialysables. Chaque microbe sécrète une diastase particulière, dit Dubief (*Traité de microbiologie*). Certains peuvent même en fabriquer plusieurs successivement, suivant les besoins de leur évolution et de la nutrition de leurs organes.

Ces diastases sont des corps non figurés, solubles dans l'eau, et se rapprochant par leurs propriétés chimiques des matières albumineuses elles-mêmes. Elles produisent des réactions et des dédoublements, sans former elles-mêmes des combinaisons avec les éléments qu'elles ont mis en liberté, et sans que leur action en soit diminuée.

Une des conditions absolument nécessaires à la vie des microbes putréfactoires, c'est la présence de l'eau. L'eau, en effet, est indispensable à toute cellule vivante quelle qu'elle soit : les bactéries et les vibrions ne font pas exception à cette règle. La dessication non seulement empêche leur végétation, mais les tue rapidement. Il n'y a d'exception à cette règle que pour le micrococcus prodigiosus.

Les spores résistent bien mieux au manque d'eau que les cellules adultes. D'après Biefeld les spores du bacillus subtilis résisteraient trois ans à la dessication.

L'eau dans les microorganismes paraît surtout servir en grande partie de véhicule pour les matières assimilées, élaborées ou excrétées.

Comme cellules vivantes, en effet, les bactéries et les vibrions fournissent une certaine quantité de déchets organiques, qui vont en s'accumulant dans les milieux nutritifs, et finissent par rendre impossible la vie de la cellule, si par un procédé quelconque ils ne disparaissent pas.

Parmi ces produits excrémentitiels il en est un certain

nombre doués de propriétés spéciales, et sont pour la plupart extrémement vénéneux : ce sont les ptomaïnes (de πτωμα cadavre).C'est Selmi qui le premier les retira des cadavres humains. Puis Gautier parvint à les extraire d'abord des substances albumineuses en fermentation, et ensuite des cellules vivantes normales elles-mêmes.

Il en donna une étude chimique bien complète et en précisa les rapports avec la putréfaction.

On en a obtenu depuis un très grand nombre, dont l'étude se trouve dans les récents mémoires de Brieger.

Ces bases azotées cristallisent d'une manière bien définie. Elles sont d'autant plus toxiques qu'elles apparaissent plus tardivement sur le cadavre en putréfaction (Dubief, loc. cit.).

Par leurs réactions chimiques, ainsi que par leur action physiologique, elles ressemblent beaucoup à certains alcaloïdes végétaux, tels que la morphine, l'atropine et la muscarine des champignons vénéneux (Macé).

Comme on le voit le phénomène putréfactoire du corps humain est assez complexe. Cette complexité résulte de la diversité des matériaux qui se putréfient et de la variété des êtres qui y prennent part. Néanmoins il est assez facile, ainsi que le fait remarquer M. Duclaux dans sa chimie biologique, d'en tracer le tableau général. Nous ne saurions mieux faire que de citer ici la description qu'en donne cet auteur.

« Nous savons, dit-il, que dans les conditions ordinaires le corps (c'est-à-dire le milieu organique) de l'animal est fermé à l'introduction des germes inférieurs. Ce n'est point par là que commence l'attaque, elle vient de l'extérieur et du tube digestif. Toute la surface du corps est couverte de poussières que l'air charrie, parmi lesquelles nous savons qu'il y a des germes de microbes.

« Mais le canal intestinal est rempli dans toute sa longueur non plus seulement de germes, mais de vibrions tout développés que Leuwenhoeck avait déjà aperçus. Ces vibrions ont une grande avance sur ceux de la surface. Ils sont producteurs de diastases qui peuvent liquéfier non seulement la caséïne, mais la fibrine.

« Ils tapissent les parois et remplissent l'intérieur du tube digestif, beaucoup moins résistant que la peau. Ils pénètrent même dans la profondeur de certains conduits débouchant dans l'intestin, comme, par exemple, dans le canal pancréatique. Ils se trouvent donc à l'état vivant en présence de cellules mortes, dont les réactions ont changé et que le sang n'anime plus. C'est par là que commence la dissolution des tissus. Une fois le canal digestif perforé, les êtres microscopiques arrivent au contact des organes. Là, les diastases agissent encore. La fibrine commence à se ramollir et se transforme ensuite en une sorte de bouillie nutritive, comme le fait la caséïne sous l'action des microbes Tyrothrix. Des gaz putrides fabriqués, comme dans une infusion organique ordinaire, surtout par des anaérobies se dégagent abondamment. La peau résistante jusque-là se gonfle et après s'être ramollie, se déchire. L'air atmosphérique, avec la multitude de microbes qu'il contient, peut désormais pénétrer dans la masse en décomposition ; et ici encore, grâce au concours des aérobies et des anaérobies, tout ce qui était matière organique insoluble dans l'eau sera devenu au bout de quelque temps de l'eau, du carbonate d'ammoniaque soluble dans l'eau, de l'acide carbonique, et d'autres gaz qui passeront dans l'air. Enfin, une masse de cendres de la partie insoluble seule ne rentrera pas d'elle-même ou ne rentrera que très tardivement dans la grande circulation, à laquelle s'alimente toute vie sur la surface du globe. »

§ II. — DISPARITION DU CADAVRE

C'est en effet à ce moment que se montrent, en général, des ennemis plus robustes et plus forts que les microbes de la putréfaction. Il faut de toute nécessité que le cadavre disparaisse *complétement*, pour que la matière morte se revivifie de nouveau. et ce sont les insectes qui sont chargés par la Nature d'accomplir cette grande mission. Travailleurs infatigables de la mort, comme les appelle M. Mégnin, ces êtres affamés et gloutons vont achever la ruine totale de l'édifice humain déjà si fortement ébranlé par l'action des infiniment petits.

L'expression *Insectes* est prise ici dans le sens général que lui donnait Cuvier et qu'on lui donne encore dans le langage courant, c'est-à-dire qu'elle désigne tous les êtres articulés, dont les naturalistes modernes ont fait les classes des insectes proprement dits ou des hexapodes, des myriapodes et des arachnides.

En réalité, les insectes des cadavres comprennent des hexapodes et des acariens sous-classe des arachnides.

Les insectes hexapodes des cadavres appartiennent aux ordres des coléoptères, des diptères et des lépidoptères.

Les acariens appartiennent à la famille des gamasides et à celle des sarcoptides.

Parmi toutes les facultés des insectes hexapodes, le sens de l'odorat est un des plus remarquables.

Ce sens est placé sur les antennes percées d'une infinité de trous isolés, simulant un crible et communiquant avec une cavité, au fond de laquelle est tendue une fine membrane, laquelle se rattache avec une expansion du nerf olfactif.

Cet appareil leur fait trouver avec sûreté non seulement les cadavres exposés à l'air libre, mais ceux profondément enfouis dans la terre. Cependant certaines plantes de la famille des aroïdées, par exemple, exhalent une odeur de cadavre qui trompe quelquefois les premiers visiteurs de la mort, tels que les calitphoras vomitorias. Ils se précipitent sur elles et y meurent, mais, dit Künckel, les erreurs dans lesquelles ils tombent fournissent une preuve éclatante de la délicatesse de leur odorat.

Les hexapodes ont des métamorphoses complètes, et sont successivement larves, nymphes et insectes parfaits.

Les acariens subissent aussi des métamorphoses spéciales, mais leurs larves et leurs nymphes sont actives et ressemblent plus ou moins aux parents. L'état larvaire de ces insectes correspond à l'enfance de l'homme. La larve ne fait que manger, et pour atteindre au plus vite l'état parfait, elle mange beaucoup. Aussi son appareil masticateur est-il ordinairement bien développé.

De tous ces êtres ce sont les acariens détriticoles qui se reproduisent le plus rapidement. Une huitaine de jours leur suffit pour arriver à l'état adulte et donner lieu à une nouvelle génération, de sorte que le chiffre des descendants auxquels peut donner lieu un couple de ces êtres microscopiques, peut s'exprimer par une progression géométrique croissante calculée sur une trentaine de demeurants en l'espace de huit jours. M. Mégnin a exécuté un de ces calculs et il a trouvé qu'une momie d'enfant ayant environ 3000 centimètres carrés de surface comptait 2.400.000 acariens tyroglyphes morts ou vivants. J'emprunte tous ces détails à la savante thèse du Dr Yovanovitch, (Paris, 1888.)

Ce n'est pas d'aujourd'hui seulement qu'on connaît les mœurs carnassières de ces insectes.

Les Perses, au dire de Plutarque, savaient très bien le moyen de faire dévorer tout vifs leurs condamnés par les larves de certains diptères.

Voici comment on procédait. On faisait placer le coupable entre deux bateaux d'égale longueur, renversés l'un sur l'autre. Sa tête, ses mains et ses pieds sortaient en dehors. Sa face demeurait exposée au soleil et était enduite de miel. Les larves qui naissaient entraient dans les chairs pour les dévorer. C'est ainsi que périt le malheureux Mithridate. Celui-ci exposé par Artaxercès Longuemain à cet horrible supplice, vécut cependant ainsi pendant 70 jours. Quand on enleva le bateau supérieur, on trouva sa chair et ses entrailles entièrement rongés par des myriades de vers. (Moquin-Tandon, *Zoologie médicale*, 1862).

Et l'immortel naturaliste Suédois n'a-t-il pas dit depuis longtemps sans trop d'hyperbole : que trois mouches consomment un cadavre aussi vite que le fait un lion (Macquart) ?

Enfin Van Beneden (*Commensaux et parasites*, fait remarquer judicieusement que le rôle de croque-mort est très répandu dans la nature, et que ce n'est jamais sans quelque profit pour lui, ou pour sa progéniture, que ce sombre travailleur fait disparaître les cadavres.

Les animaux comprenant les travailleurs de la mort et constituant la faune des tombeaux sont relativement nombreux. Cependant les insectes qui paraissent se repaître de préférence de cadavres et dont les œufs sont déposés à la surface des corps sont seulement les suivants :

Musca tachina, simplex de Meigne, Carnaria domestica, vomitoria, Anthrenus, Dermestes, Hister, Necrophorus, Sylpha Pterus, imperialis, Oxyporus, Lathrobium, Pœdurus Stenus, Tachinus Alocharia, Noterus Scarites Harpalus, Julus Lepissima.

Mais ces insectes n'ont ni les mêmes mœurs ni les mêmes instincts. Il est pourtant un usage qui est presque commun à tous. C'est que presque tous attendent que la putréfaction ait fait son apparition avant d'attaquer le cadavre et d'y déposer leurs œufs. (1)

C'est un fait en effet avéré, dit Yovanovitch dans sa thèse inaugurale, que, dans les premiers temps après la mort, les mouches ne s'arrêtent pas autour des cadavres, que plus tard, elles ne font que voltiger auprès d'eux, et qu'enfin, lorsque la putréfaction est plus avancée, elles s'abattent sur eux et y déposent leurs œufs ; et bientôt on voit des larves plus ou moins volumineuses, plus ou moins nombreuses ramper sur plusieurs de leurs parties.

Toutefois l'époque de l'attaque est parfaitement fixe et régulière pour une espèce donnée et varie d'une espèce à l'autre.

____

(1) C'est que la plupart se délectent des odeurs fétides et redoutent excessivement les odeurs que nous considérons comme agréables et les parfums.

M. Mégnin en effet a montré (de l'application de
l'entomologie à la médecine légale 1883, *Gazette hebdom.
de méd. et de chirurgie*) que le dépôt des œufs par ces
insectes ne se fait pas au même moment pour tous, qu'ils
choisissent chacun un certain degré de décomposition, et
que ce moment varie depuis quelques minutes jusqu'à
deux et même trois ans après la mort; mais qu'il est
tellement constant pour chaque espèce, et que la succession
de leur apparition est tellement régulière, que l'on peut
par l'examen des débris qu'ils laissent, comme par l'étude
des stratifications géologiques, apprécier l'âge du cadavre
c'est-à-dire remonter assez exactement à l'époque de la
mort : ce qui a souvent une importante capitale en médecine légale.

Lorsqu'un cadavre est exposé à l'air libre, dit l'auteur
que nous venons de citer, il est rapidement envahi par une
foule d'insectes qui viennent pondre à sa surface et
surtout à l'entrée des ouvertures naturelles ; les larves
sorties des œufs le pénètrent en tous les sens, pour se
nourrir de ses humeurs et activent singulièrement sa
décomposition. Ainsi agissent les diptères du groupe des
sarcophagiens et quelques coléoptères dont les adultes
de certaines espèces pénètrent même sous la peau comme
les Sylphes et les Histers. Les larves de diptères, connues
sous le nom vulgaire d'asticots, et celles des coléoptères
suffisent pour absorber la plus grande quantité des
humeurs liquides du cadavre et l'amener presque entièrement à l'état de squelette accompagné d'un faible rési-
du de matière animale plus ou moins grasse qui va servir
à l'alimentation de nouveaux insectes.

C'est à ce moment, en effet, qu'arrivent les larves des

dermestes qui font disparaître jusqu'aux dernières traces toutes les matières grasses. L'action des dermestes terminée et le corps réduit à l'état de momie, les parties organiques sèches, les tendons, la peau, les parties musculaires épargnées par les précédents insectes, sont attaqués par les Anthrènes et les Acariens détriticoles des genres Tyroglyphus et Glyciphagus qui se montrent alors par myriades et font disparaître tout ce qui reste des matières organiques, le remplaçant par une matière pulvérulente qui recouvre les os, et qui est entièrement composée de de leurs dépouilles, de celles de leurs nymphes hypopiales et de leurs déjections.

On le voit, la disparition totale du cadavre se fait par une espèce de succession régulière de différentes générations d'insectes. Le corps est d'abord envahi par les Diptères et leurs larves, qui absorbent toutes les matières liquides qui ne s'évaporent pas ; puis viennent les Dermestes et leurs larves qui font disparaître les matières grasses, et enfin les Anthrèmes et les Acariens qui dévorent les parties sèches ou à peu près.

Très souvent du reste l'action destructive des insectes est singulièrement favorisée par l'intervention hâtive d'un grand nombre de mucorinées dont les spores, charriées par l'air, germent rapidement à la surface du cadavre, et le végétal cryptogame qui en sort aide par son évolution à la disparition de la matière animale.

C'est ainsi qu'après la mort, miné par les microbes aérobies ou anaérobies, désorganisé et détruit par les insectes de diverses espèces, l'édifice humain tombe rapidement en ruines. Les parties molles se réduisent de plus en plus, et au bout de trois à cinq ans on n'en trouve plus de traces. Puis le squelette se détruit aussi à son tour.

Les os, ayant perdu leur substance organique, deviennent friables et s'émiettent petit à petit. Ce sont les côtes qui se détruisent d'abord, puis le bassin, viennent ensuite les os des membres, le crâne et les dents persistent plus long-temps. En général au bout de 12 à 15 ans, la plupart des os ont disparu. Il ne reste plus alors du corps humain qu'un peu de terrain noirâtre et encore plus ou moins gras, lequel devient à la longue pulvérulent. La sentence biblique est exécutée : « *et in pulverem reverteris.* » A la longue cette cendre finit elle-même par se décomposer en acide carbonique et en eau. Il ne reste plus rien du cadavre humain. *La phase de la destruction totale est terminée. (Dict. de Dechambre. — Dict. de Jaccoud).*

D'après ce que nous venons de dire, un procédé d'embaumement pour être réellement conservateur, devra d'abord empêcher ou arrêter la putréfaction ; il devra ensuite préserver efficacement le corps contre les attaques des insectes. Il pourra remplir la première indication de deux manières différentes, soit en tuant directement les microbes de la putréfaction au moyen des antiseptiques, soit en les empêchant de vivre, en les privant de l'eau élément absolument nécessaire de la vitalité. Il remplira la seconde indication aussi de deux manières, ou bien en empoisonnant au moyen d'insecticides, l'insecte mangeur de cadavres qui tenterait de s'introduire dans les tissus et d'y déposer les germes de sa progéniture, ou bien en tenant l'insecte éloigné des corps embaumés, au moyen des odeurs fortes et aromatiques que redoutent en général les insectes nécrophages.

Voyons comment dans la suite des siècles les différents systèmes d'embaumements ont plus ou moins répondu à cette double indication..

PREMIÈRE PARTIE

—

Les embaumements dans le passé.

Par embaumement dans les siècles passés, nous entendons tous les procédés appliqués autrefois et actuellement abandonnés.

Ces procédés sont compris dans deux périodes, d'inégale longueur : La période fictive ou empirique et la période théorique ou métaphysique.

La première commence pour ainsi dire au berceau de l'humanité et se termine environ à la fin du Moyen-Age.

La seconde comprend, à peu près, les temps modernes, c'est-à-dire, les siècles qui se sont écoulés depuis la fin du Moyen-Age jusqu'à l'époque contemporaine qui commence, pour nous, avec l'aurore du XIXᵉ siècle.

Durant la période empirique, on se laisse guider seulement par l'expérience. Les faits n'y sont point discutés ; ils n'y sont liés par aucun principe général, par aucune théorie scientifique. Les différentes méthodes d'embaumement adoptées, durant cette période par les divers peuples, sont des pratiques plus ou moins secrètes, mais en rapport avec les exigences du climat et les institutions politiques.

Pendant la période métaphysique, on abuse des abstractions et des pures vues de l'esprit. On fabrique des théories plus ou moins excentriques et on les applique ensuite, sans discernement, dans la pratique !

C'est pourquoi cette première partie comprendra tout d'abord deux grandes divisions : La période empirique et la période métaphysique.

§ I. — La période fictive ou empirique.

La période fictive ou empirique se divise tout naturellement en deux époques bien distinctes : L'époque ancienne et l'époque du Moyen-Age. Nous traiterons chacune d'elles dans deux sections séparées.

PREMIÈRE SECTION

L'embaumement durant l'époque ancienne.

Cette époque est longue. Elle commence avec l'histoire des peuples anciens et se termine à l'avènement des peuples modernes d'Europe. Or, pendant ce long espace de temps, nous trouvons deux grands groupes d'embaumements. Les embaumements à durée permanente et les embaumements à durée temporaire : d'où deux chapitres dans cette première section.

CHAPITRE I

Embaumement à durée permanente ou indéfinie.

Trois peuples ont cherché dans l'embaumement une conservation indéfinie et ont pratiqué cet usage d'une manière générale et nationale. Ce sont les Egyptiens, les Guanches et les Incas.

Considérons, dans trois articles, l'embaumement chez chacun d'eux.

Article I

L'embaumement chez les Egyptiens.

« La pratique des embaumements, dit le Dr Sucquet, (*De l'embaumement chez les anciens et chez les modernes*) date des premiers temps historiques de l'humanité. Elle remonte à cet ancien empire, dont les dynasties, regardées longtemps comme fabuleuses, ont été rendues à la science de nos jours par les inscriptions de Giseh et de Saqqârah. Six mille ans se sont écoulés depuis que la main des hommes grava les premiers caractères hiératiques du grand hypogée de Memphis. »

Les Egyptiens embaumaient leurs morts et les procédés qu'ils employaient étaient assez parfaits pour en assurer la conservation indéfinie. Voilà un fait, dit Gannal, dont les pyramides, les caveaux et toutes les sépultures de l'Egypte, nous offrent des preuves irrécusables.

Mais quelle fut la cause et l'origine de cette coutume ? Cette question, souvent débattue, reste encore indécise. L'embaumement fut-il, comme on l'a dit, un témoignage de l'union des familles égyptiennes, union exemplaire à l'encontre de toute l'antiquité ? Aurait-il été, comme on l'assure, une mesure d'hygiène publique ? Doit-il être rattaché aux dogmes religieux ? On ne saurait le dire. En l'absence de documents de quelque valeur, chacun a expliqué, selon la tournure de son esprit ou la nature de ses études, un usage dont le point de départ se perd dans la nuit des temps. Un ancien nous dit, que les Egyptiens prenaient ce soin de la conservation des corps, parce qu'ils croyaient que l'âme restait dans le corps tant qu'il subsistait. Cassien prétend, d'autre part, qu'on avait inventé cette méthode, parce qu'on ne pouvait enterrer les morts tout le temps de l'inondation.

Hérodote considère l'embaumement comme un moyen de soustraire les cadavres à la voracité des animaux. La piété filiale et le respect pour les morts sont, selon Diodore de Sicile, les sentiments qui poussèrent les Egyptiens à embaumer les corps.

De Maillet, dans sa dixième lettre sur l'Egypte, rapporte seulement les motifs religieux de l'origine des embaumement. Les Egyptiens croyaient qu'après quarante mille ans, il y aurait une grande révolution où l'univers se retrouverait au point où il avait commencé à sa naissance. Leurs âmes retourneraient alors dans le même corps qu'elles avaient d'abord habité et le rendraient immortel. Mais, pour arriver à cette résurrection souhaitée, deux choses étaient absolument nécesaires La première que les corps fussent soigneusement préservés de la corruption et assez bien conservés pour que les âmes pussent y habiter de nouveau ; la seconde, que pendant ce long espace de temps, elles se fussent purifiées de toutes les fautes commises pendant le temps de la première habitation sur la terre.

Mais, la superstition seule n'a pas dû engager les hommes à garantir de la destruction la dépouille mortelle des personnes qu'ils avaient chéries vivantes. Il vaut mieux chercher la source de cet usage, dans le sentiment quisurvit aux objets enlevés à notre affection par le trépas. Puisque la mort moissonne indistinctement les humains, qu'elle ne respecte ni l'amour, ni l'amitié, puisque les liens les plus chers et les plus sacrés sont impitoyablement brisés par elle, n'est-il pas dans la nature des cœurs sensibles de chercher, en quelque sorte, à éluder une séparation douloureuse, en conservant les restes des personnes aimées et dont ils furent aimés ? L'amour, la tendresse et l'amitié ne finissent pas avec les objets qui les ont fait naître ; ils leur survivent, ils les suivent jusque dans le le tombeau et ne cessent qu'avec nous (Bory de Saint-Vincent (*essai sur les îles Fotunées*). L'opinion de Volney admise et reproduite par Parisot (*Mémoire sur les causes de la peste*), allègue une raison d'hygiène. C'est par crainte de la peste et des maladies qu'engendrait la putréfaction des cadavres, que les Egyptiens ont inhumé les corps, loin de la terre habitée et ont cherché à prévenir la putréfaction par l'embaumement. Enfin M. Julia affirme que les causes de l'embaumement chez les Égyptiens, peuvent se réduire en nécessité physique et en idées religieuses. Une vraie nécessité poussait les Egyptiens à embaumer les dépouilles de leurs défunts, sans cela, en effet, ils ne pouvaient que les enterrer ou les brûler. Or, quand le Nil débordait, ils ne pouvaient pas les ensevelir dans les parties inondées. Ils ne voulaient pas non plus les enterrer, près des lieux habités, qui en général sont plus élevés, à cause des périls qu'entraîne avec elle la putréfaction. La disette de bois ne permettant pas de les brûler, il ne restait qu'à prévenir la putréfaction en plongeant les cadavres dans le natron qui amenait une espèce de salaison, à laquelle on a donné le nom d'embaumement. La nécessité physique des embaumements, pour la salubrité de cette contrée, fit de cette pratique l'accomplissement d'un devoir religieux qui leur présentait dans cette conservation de l'espèce humaine, un tribut payé à la tendresse, aux vertus, aux talents, à la piété ou la reconnaissance.

Ainsi la conservation des cadavres était basée chez les Egyptiens, sur les vues hygiéniques, couvertes dès le principe, d'un motif religieux : l'idée de la résurrection des morts, qui finit par être considérée comme le seul but de cette pratique. « Il faut, dit M. P. Pierret, qu'aucun membre, qu'aucune substance ne manque à l'appel (la renaissance est à ce prix). Les sentiments, auxquels les auteurs cités rapportent l'origine et la cause des embaumements chez les Egyptiens, fait justement remarquer Gannal, existent tous et dans l'homme isolé et dans les associations humaines. Tel individu a pu faire embaumer le corps de ses parents ou de ses amis par des motifs de superstition, tel autre par des motifs d'égoïsme, d'intérêt personnel, tel autre enfin à reçu de son cœur, de ses sentiments affectueux, la mission sainte de conserver les restes des personnes qui lui furent chères. Cependant, il faut bien le reconnaître, aucun de ces mobiles n'a le caractère de généralité, de perpétuité qui consacre un usage et le rend populaire. Le gouvernement a donc dû intervenir pour lui donner force de loi. »

Ce gouvernement des premiers âges était théocratique et sacerdotal.

« Au milieu de nos sociétés modernes si compliquées, dit le Dr Sucquet, nous avons de peine à reconstituer par la pensée l'état de ces premières colonies humaines, conduites par des collèges de prêtres, possesseurs discrets des promières recettes empiriques nécessaires à la vie des populations.

« La théocratie égyptienne, moins politique et plus humaine que la théocratie indienne dont elle fut sans doute une émanation, assit son crédit non seulement sur les services matériels qu'elle rendait, mais encore sur un spiritualisme très élevé. L'ordre qu'elle institua sur les bords du Nil avait été réglé, comme l'ordre de tout l'univers, par la divinité créatrice du ciel et de la terre. Ce qui était, avait été, et devait être sans retour. Dans cet enchaînement d'idées, l'embaumement formait le symbole matérialisé de cette immuabilité même au-delà de la vie, même dans le tombeau. Ce furent ces prêtres, ces sages, à la fois premiers savants hygiénistes et législateurs qui, consacrant le fait accompli, arrivèrent peu à peu à régler, limiter, perfectionner, idéaliser même et codifier en quelque sorte cet usage funéraire que la nature intronisait et scellait dans les mœurs ».

Ils s'ingénièrent, ajoute le Dr Martin, (thèse inaugurale, laboratoire de médecine légale, Lyon, 1881), à seconder l'œuvre du climat, à la rendre sûre et désormais à l'abri des causes de destruction. Les bandelettes, les huiles, les sels et les parfums se marièrent avec art. Désireux d'effacer jusqu'aux empreintes de la mort, ils peignèrent et dorèrent le visage du défunt, mais trompés dans leur attente, ils en vinrent à le dérober pour jamais aux regards, sous des lambris sculptés, reflétant, mais de loin, sa forme et son image. Pour éviter l'humidité, les inondations, et peut-être l'affaiblissement du respect qu'à la longue l'encombrement dans les demeures et la gêne auraient amené, ils imaginèrent les lieux de sépulture, taillés dans les montagnes; ils les déclarèrent sacrés et les concédèrent à prix d'or.

Mais cette règlementation, avec son luxe de cérémonies symboliques ou lucratives, ces perfectionnements ne furent pas créés d'un seul jet, ils ne s'établirent qu'après de longs et nombreux tâtonnements (1).

Ce furent sans doute, les phénomènes naturels de conservation que ce peuple observateur avait sous les yeux, qui lui fournirent la première idée de la méthode à employer pour empêcher la destruction du cadavre.

« L'état ordinaire du climat d'Egypte, dit M. le professeur Lacassagne (art. *Crémation*, p. 8), est tel que la conservation des cadavres, avant même qu'aucune préparation y vienne ajouter son effet à celui de l'atmosphère et des vents, y semble une chose toute naturelle. Volney, ajoute-t-il, qui a longtemps habité ce pays et le connaît bien, ne tarit point sur les propriétés qu'il attribue à cette merveilleuse siccité de l'air. « Elle est si grande, dit cet auteur, en un passage de sa relation de voyage, que les viandes exposées, même en été, au vent du nord, ne se putréfient point, mais se dessèchent et se durcissent à l'égal du bois. » De nombreux déserts, dans ces pays d'Afrique, offrent des cadavres ainsi desséchés, qui sont devenus si légers qu'un homme soulève aisément, d'une seule main, la charpente entière d'un chameau. « Dans les contrées situées au-delà du Nil, raconte le P. Kircher, dans l'histoire de ses voyages, est un vaste désert de sables, dont les vagues immenses apparaissent, dans un horizon sans limites, semblables à celles de la mer agitée par les

---

(1) Sous les premières dynasties, les procédés étaient encore peu satisfaisants, dit le Dr H. Bauwens, (*Inhumation et crémation*, Bruxelles, 1890), les cadavres remontant à cet âge ne sont plus guère que des squelettes, sous le Nouvel-empire l'embaumement atteignit la perfection.

vents. Ces sables produisent de si affreuses tempêtes, qu'ils engloutissent, sous leurs amas énormes, les voyageurs, les bêtes de charge et les marchandises. Les corps ainsi ensevelis sont desséchés, par l'ardeur des rayons du soleil et par la vertu de ces sables brûlants. »

Des années, des siècles s'écoulent, puis une nouvelle révolution survient, dans le gisement de ces masses et rend à la lumière les corps qu'une révolution précédente avait engloutis ; ils sont noirs, desséchés et légers, par la perte de tous les fluides qu'ils contenaient, en un mot, ils sont momifiés.

Il en fut toujours ainsi au milieu des sables arabiques et lybiques, dans lesquels le Nil a formé, le long de son cours la vaste oasis de l'Egypte.

Les anciens Egyptiens durent d'abord simplement profiter de ces conditions naturelles spéciales, pour assurer la conservation des corps de leurs défunts. Puis, ils ajoutèrent l'art à la nature, afin de mieux assurer la dessication.

On trouve en effet, dans la plaine de Saqqaráh, près du bourg de Manof, à côté de nombreuses momies naturelles, des couches d'autres momies qui reposent sur des lits de charbon et qui, sans apprêts intérieurs, dorment sous la natte, recouvertes de six pieds de sable. Il est permis de penser, que c'est là la première étape de l'embaumement; l'art encore dans l'enfance ne trouvait rien de mieux à ajouter aux influences naturelles qu'un charbon absorbant et désinfectant ; sans doute le climat de ce pays, le tempérament sec de la race sémitique autochtone, rendaient la momification plus facile, mais les premiers opérateurs rencontrèrent bientôt des sujets d'une constitution plus humorale et des localités basses et voisines du fleuve, dans lesquelles la dessication presque naturelle ne pouvait être assez rapide pour éviter la destruction du corps. Il fallut donc remédier à ces obstacles. Aussi, plus tard, les procédés de momification se compliquent et se perfectionnent, sans qu'on ose pourtant ouvrire: mutiler le corps; plus tard encore, les intestins, reconnus comme obstacles à l'intégrité de la conservation, seront retirés et jetés dans le fleuve sacré, avec des cérémonies et des invocations, ayant surtout pour but de masquer et d'absoudre une véritable et rebutante profanation.

La colonie égyptienne venue très probablement du bord oriental de la mer Rouge, n'apportait donc pas avec elle la formule de cet art. L'embaumement, on le voit, fut un produit original de l'Egypte. La nature y fit pour lui plus que les hommes ; c'est en l'imitant de son mieux que l'art put se substituer à elle (Drs Sucquet et Martin).

Telles sont les causes probables, telle est l'origine presque certaine de l'embaumement égyptien. Voyons maintenant, avec quelques détails, comment ce peuple réussit dans cet art merveilleux.

Les embaumements égyptiens disent MM. L. Hahn et L. Thomas (*Dict. des Sciences médicales, Art.* Embaumement), étaient accompagnés de cérémonies religieuses, de transactions commerciales ; la maison de l'embaumeur fut à la fois un caravansérail et une enceinte réservée aux pompes funèbres.

Le directeur ou Kolchyte connaissait seul les secrets de la conservation, seul il avait le droit le les appliquer; s'il vendait chèrement son habileté aux riches, il était tenu de faire gratis l'embaumement des pauvres, de fournir les bandelettes, avec lesquelles ils entouraient leurs momies.

Ce fonctionnaire avait de nombreux auxiliaires : les prêtres, les tarycheutes ou porteurs de cadavres, les paraschites qui faisaient les incisions réglementaires, enfin des artisans, des manœuvres, menuisiers, fabricants de bières, tisseurs pour la toile de lin qu'on faisait aussi venir de Saïs, hommes de peine portant des outres ou des amphores remplies de l'eau sacrée du Nil. Tous ne jouissaient pas de la même considération : on s'éloignait instinctivement des tarycheutes; mais le véritable bouc émissaire de la maison d'embaumement c'était le paraschite; son contact souillait le cadavre; à peine avait-il fait les incisions, avec son couteau en pierre d'Ethiopie, qu'il se sauvait à toutes jambes, sans cette précaution les assistants, qui ne manquaient jamais de le récompenser, avec force bourrades et coups de pierre, l'eussent assommé, pour faire un acte méritoire, ou plutôt pour montrer un semblant de condamnation pour la profanation du cadavre (Lenormand).

On trouvait des rouleaux de corde à bandelettes, des amulettes de toutes formes, triangles, colonnettes, couteaux, scarabées, statuettes en terre cuite; les unes montraient dans les cas de litige, les bornes réelles de la sépulture; les autres représentaient Seth-Typhon le purificateur, ou bien un Scheleti portant sur le dos un crochet, une charrue et un soc, c'étaient des génies tutélaires, qu'on donnait aux morts, des travailleurs chargés de lui venir en aide, à son arrivée dans la terre des saints. Il y avait des cercueils de différents prix, depuis la boîte à peine équarrie, jusqu'à celles qui représentaient une momie et étaient revêtues de laque et de métaux précieux. Les historiens n'ont pas dit si la même hiérarchie s'étendait aux prières.

La seconde partie de l'édifice comprenait une salle de pierre pourvue de tables, sur lesquelles on déposait le cadavre. C'est là, qu'on faisait l'extraction des viscères ; en avant, se trouvait un bassin rempli d'une solution saline concentré et servant aux bains. Autour, les ateliers des mouleurs, des menuisiers, des tisseurs ; la dernière construction était destinée à la mise sous bandelettes.

La maison avait ses prêtres familiers connaissant une partie des secrets du maître ; c'étaient eux qui prenaient, sur des tablettes couvertes de cire préparée, les noms du mort, de sa femme, de ses enfants, ses titres et qualités ; on les transcrivait sur un rouleau de papyrus placé avec la momie dans la bière, sur le socle de la statue, sur une plaque de métal fixée à côté.

D'autres présidaient aux chants funèbres et portaient le masque d'Anubis à la tête de chacal, ou dirigeaient des chœurs d'enfants cachés sous les traits d'Horus. A la tête de chaque momie, se trouvait une pleureuse en Isis, aux pieds, une autre en Typhon.

Il sortait jour et nuit, de la maison d'embaumement des mélodies étranges ; psalmodies lentes ou cris aigus, tout cela contribuait à augmenter la vénération craintive qu'on lui portait.

Elle était divisée en trois parties : une accessible au public, une seconde dans laquelle les profanes ne mettaient jamais les pieds : c'était la véritable officine ; enfin une troisième, sorte de dépôt pour les momies, dans laquelle, les parents ne faisaient qu'un séjour de quelques instants. »

Dans la première partie, les clients choisissaient la classe. Il y en avait trois : la première (1), coûtait un talent d'argent, c'est-à-dire 4500 francs ; la seconde valait vingt mines (1500 fr.) ; la troisième était gratuite; les préparations coûteuses, l'éviscération ne se faisaient que pour la première.

Le kolchyte ne vendait rien à l'aveugle ; il avait des modèles de morts en bois. Le premier qui était le plus recherché représentait une divinité que, par un scrupule religieux, Hérodote, tout grec qu'il était, n'a pas osé nommer. C'était, dit-on, la représentation d'Isis. Il en faisait voir un second, qui était inférieur au premier et ne coûtait pas si cher. Il en montrait même un troisième, qui était au plus bas prix.

Lors du décès d'un chef de famille, les femmes se couvraient la face d'un voile et parcouraient la ville, les cheveux en désordre. Puis, aussitôt après ces manifestations de douleur, les parents apportaient le corps du défunt, dans le laboratoire des embaumeurs, et choisissaient celui des trois modèles qu'ils désiraient voir exécuter. Ils convenaient du prix du travail et se retiraient.

Puis les embaumeurs se mettaient à l'œuvre et voici, d'après Hérodote, qui visita l'Égypte, 450 ans avant J.-C., c'est-à-dire, dans le temps de ses dynasties nationales, à un moment où les coutumes populaires n'avaient point encore subi l'influence des mœurs étrangères, comment la chose se passait en général.

« Les embaumeurs, dit-il, travaillent chez eux et voici comment ils procèdent à l'embaumement le plus précieux.

____

(1) Selon Diodore de Sicile.

D'abord, ils tirent le cerveau par les narines, en partie avec un fer recourbé, en partie par le moyen de drogues qu'ils introduisent dans la tête.

« Le corps étant étendu par terre, le scribe trace sur le flanc gauche, tout ce qu'on doit couper. Celui qui doit faire l'incision coupe, avec une pierre d'Ethiopie tranchante, autant de chair que l'ordonne la loi. Ils tirent par cette ouverture les intestins, les nettoient en les passant au vin de palmier et les mettent dans un coffre, lequel est jeté dans le fleuve après une invocation au soleil.

« Ensuite ils remplissent le ventre de myrrhe pure broyée, de cannelle, d'autres parfums, l'encens excepté, puis ils le recousent.

« Lorsque cela est fini, ils salent le corps en le recouvrant de natrum, pendant 70 jours. Il n'est pas permis de le laisser plus longtemps dans le sel. »

« Les 70 jours expirés, ils lavent le corps et l'enveloppent entièrement de bandes de toile de coton enduites de gomme arabique, dont les Egyptiens se servent ordinairement comme de colle. Les parents retirent ensuite le corps. Ils font faire en bois un étui de forme humaine ; ils y renferment le mort et le mettent dans une salle destinée à cet usage ; ils le placent droit contre la muraille. Telle est la manière la plus magnifique d'embaumer les morts. »

« Ceux qui veulent éviter la dépense choisissent cette autre sorte. On remplit des seringues d'une liqueur onctueuse qu'on a tirée du cèdre (cedria). On en injecte le ventre du mort, sans y faire aucune incision et sans en tirer les intestins. Quand on a introduit cette liqueur dans le fondement, on le bouche pour empêcher la liqueur de sortir. Ensuite, on sale le corps, pendant le temps prescrit. Le dernier jour, on fait sortir du corps la liqueur injectée ; elle a tant de force qu'elle dissout les entrailles et les entraîne avec elle. Le natrum consume les chairs et il ne reste que la peau et les os. Cette opération finie, ils rendent le corps, sans y faire autre chose. »

« La troisième espèce d'embaumement n'est que pour les plus pauvres. On injecte le corps avec la liqueur nommée surmaïa, on le met dans le natrum pendant 70 jours et on le rend ensuite à ceux qui l'ont apporté. »

Tel est le récit d'Hérodote, l'historien le plus complet sur ce point de toute l'antiquité. Malheureusement, ainsi que le remarque le Dr Sucquet (loc. cit.) les commentaires des savants ont jeté des doutes sur la véracité d'Hérodote. Comment une liqueur végétale, comme le cedria, pouvait-elle dissoudre les intestins ? Quel était ce liquide ? Comment le natrum pouvait-il consumer les chairs profondes qu'il ne touchait pas et respecter la peau qu'il touchait partout ?

Et puis, ajoute Gannal (*Histoire des embaumements*, p. 112). On s'est d'abord étonné qu'Hérodote eût omis le dessèchement, manipulation des plus importantes. D'autre part, les uns ont voulu que le corps entier fût premièrement salé et ensuite pénétré de matières résineuses et balsamiques ; les autres ont prétendu que les corps, après avoir été salés, étaient desséchés et que ce n'était qu'après cette dessication, qu'on leur appliquait les matières résineuses et balsamiques.

Pour résoudre ces difficultés et combler, dans la mesure du possible, les lacunes du récit d'Hérodote, les savants ont essayé de s'adresser directement aux momies. Ils ont d'abord remarqué que non seulement les embaumeurs extrayaient le cerveau par les narines, mais encore parfois par le trou occipital, au moyen d'une ouverture pratiquée à la nuque, et que la cavité du crâne avait ensuite été remplie de matière bitumineuse.

Puis, pour découvrir la nature exacte du natrum, le Dr Granville a étudié les petites parties salines cristallisées que l'on retrouve à l'extérieur et plus abondamment, à l'intérieur du corps des momies. Il les a trouvées composées de nitrate de potasse, de carbonate de cet alcali, de sulfate et de muriate de soude et de quelques traces de chaux.

Rouelle, de son côté, a analysé la matière d'embaumements. Il a expérimenté sur six momies ; il a trouvé, dans deux, du succin et dans les quatre autres, du bitume de Judée ou du pisasphaltum, mélange où se trouve le bitume de Judée. Il n'a rencontré dans aucune la myrrhe dont parle Hérodote. Voici la conclusion qu'il tire des faits : « Nos expériences nous fournissent donc trois embaumements différents par la matière. Le premier avec le bitume de Judée, le second avec le mélange du bitume et la liqueur de cèdre, et le troisième avec ce mélange, auquel on a joint des matières résineuses et très aromatiques. »

Le même auteur a pareillement remarqué, que très peu de momies étaient enveloppées selon la description d'Hérodote. En général, surtout pour l'embaumement le plus précieux, les bandes de toile ne sont pas collées ensemble par de la gomme seule, elles ne sont pas appliquées immédiatement sur le corps simplement desséché, sans aucune matière résineuse. La momie conservée dans le cabinet de sainte Geneviève et les deux qui sont dans celui des Célestins ont deux espèces de bandages : l'un composé de bandes de toile enduites de résine ou de bitume enveloppe séparément le corps et les membres ; l'autre plus superficiel enveloppe tout le corps et les bandes ne contiennent pas de matière bitumineuse. Ces bandes sont jaunâtres et ont pu être enduites de gomme arabique. Il semble que c'est de ce dernier appareil dont parle Hérodote. Il aurait oublié de mentionner le premier. M. Rouyer qui, en 1810, visita beaucoup de chambres sépulcrales et étudia sur place un grand nombre de momies, nous fournit de nouveaux détails.

« Les Arabes, dit-il, ont saccagé les grottes les plus apparentes et les pyramides. Aussi, pour trouver les momies, faut-il pénétrer dans le sein des montagnes et descendre dans ces vastes et profondes excavations, où l'on arrive que par de longs canaux. Là, on trouve des milliers de momies entassées les unes sur les autres. J'en ai reconnu de deux classes principales. Celles auxquelles on a fait au-dessus de l'aine gauche une incision pénétrante de deux pouces et demi environ, pour retirer les intestins, et celles qui n'ont d'ouverture sur aucune partie du corps. Dans l'une et l'autre classe on trouve plusieurs momies qui ont les parois du nez déchirées et l'ethmoïde entièrement brisé.

« 1° Parmi les momies à incisions, les unes ont été desséchées et remplies d'un mélange de résines aromatiques, les autres salées et bourrées d'asphalte ou bitume pur. Les premières sont d'une couleur olivâtre, très sèches, faciles à développer et à rompre, elles conservent encore toutes leurs dents, les cheveux et les poils des sourcils et les traits du visage sont reconnaissables. Quelques-unes sont dorées sur toute la surface du corps, d'autres ne le sont que sur le visage les mains et les pieds. Inaltérables tant qu'on les conserve dans un lieu sec, les momies attirent promptement l'humidité quand elles sont développées et exposées à l'air et au bout de quelques jours, elles répandent une odeur désagréable. Les secondes, dures, pesantes, comme vernissées, ont une couleur noirâtre et sont difficiles à développer et a rompre. Rivées de leurs bandelettes et exposées à l'air, elles absorbent l'humidité et se couvrent d'une légère efflorescence de sulfate de soude.

« 2° Parmi les momies sans incision et dont on a retiré les intestins par le fondement, les unes ont été salées, puis remplies de pisasphalte et les autres ont été seulement salées. Les premières ne conservent plus aucun trait reconnaissable; non seulement toutes les cavités ont été remplies de bitume, mais tout le corps en est couvert, comme si elles avaient été plongées dans un bain de cette substance bouillante. Ces momies les plus nombreuses et les plus communes sont noires, dures, pesantes, d'une odeur pénétrante et désagréable; elles n'ont plus ni cheveux ni sourcils; elles sont très peu susceptibles de s'altérer ; à l'humidité, elles se couvrent d'une légère efflorescence à base de soude. Celles qui n'ont été que salées et desséchées sont généralement plus mal conservées et montrent çà et là des morceaux d'adipo-cire. La peau est blanche, sèche ou souple, les traits du visage sont entièrement détruits ; les toiles qui les enveloppent se déchirent et tombent en lambeaux lorsqu'on les touche (Dr Martin, *thèse inaugurale* 1881 Lyon).

« Ces diverses espèces de momies, dit Gannal, sont emmaillotées avec un art inimitable. De nombreuses bandes de toile, appliquées les unes sur les autres au nombre de quinze ou vingt d'épaisseur, sont serrées et entrelacées avec tant d'adresse et si à propos, qu'il paraît qu'on a cherché à rendre à ces morts considérablement diminués par la dessication, leur première forme et leur grandeur naturelle. »

On trouve toutes les momies enveloppées à peu près de la même manière, il n'y a de différence que dans le nombre de bandes qui les entourent, et dans la qualité des toiles, dont le tissu est plus ou moins fin, selon que l'embaumement était plus ou moins précieux. Le corps embaumé est d'abord couvert d'une chemise étroite, lacée sur le dos et serrée sous la gorge ; sur quelques-uns, au lieu d'une chemise, on ne trouve qu'une large bande qui enveloppe tout le corps. La tête est couverte d'un morceau de toile carré, d'un tissu très fin, dont le centre forme sur la figure une espèce de masque ; on en trouve quelquefois cinq à six ainsi appliqués l'un sur l'autre ; le dernier est ordinairement peint ou doré, et représente la figure de la personne embaumée.

Chaque partie du corps est enveloppée séparément par plusieurs bandelettes imprégnées de résine. L'attitude de la tête, du corps et des jambes est en ligne droite. Il n'en est plus de même des bras et des mains. En général les hommes et les nouveaux-nés ont les bras étendus le long du corps. Les femmes d'un certain âge ont les deux bras croisés sur la poitrine ou bien un seul bras ainsi placé et l'autre étendu le long du corps. Les jeunes filles ont les deux bras étendus le long du corps, mais l'avant-bras replié et les deux mains réunies sur le bas ventre : c'était le symbole de leur chasteté. La main gauche des momies est ordinairement fermée et la droite étendue. Les jambes approchées l'une de l'autre, les bras (dans les positions que nous venons d'indiquer), sont fixés dans cet état par d'autres bandes qui enveloppent le corps entier, Ces dernières, ordinairement chargées de figures hiéroglyphiques et fixées par de longues bandelettes qui se croisent avec beaucoup d'art et de symétrie, terminent l'enveloppe. (Gannal, *loc. cit.*).

Ces bandelettes finissent parfois par atteindre une longueur incroyable. L'archéologue, M. Mariette, a déroulé les bandelettes d'une riche momie qui avaient une longueur d'environ 5000 mètres. L'embaumeur plaçait de ci, de là, au milieu de ces bandelettes des talismans, des images, des fétiches, dans le but de faciliter au mort son voyage dans l'autre monde et le protéger contre les accidents et les maléfices; on n'omettait pas d'y placer des scarabées, regardés par les Egyptiens comme un symbole d'immortalité. Des figurines appelées usabti-u, répendants, qui représentaient les traits du mort, et devaient seconder ses entreprises dans l'autre vie. Ces images tenaient dans leurs bras, ramenés en croix devant la poitrine, des instruments de labour, pour permettre au défunt de cultiver les champs célestes, les terres d'Aala. (D[r] Is. Bauwens)

« Il est rare de trouver ces momies enfermées dans des caisses, dont il ne reste plus aujourd'hui que quelques débris. Ces caisses qui ne servaient sans doute que pour les personnes de haute distinction étaient doubles. Celle dans laquelle on déposait les momies était faite d'une espèce de carton composé de plusieurs morceaux de toile collés les uns sur les autres. Cette caisse était ensuite enfermée dans une seconde construite en bois de sycomore ou de cèdre. » (1)

Ces cercueils étaient faits de deux pièces. La partie inférieure qui contenait le corps était beaucoup plus profonde que le couvercle qui s'ajoutait parfaitement sur cette dernière. Ce couvercle était quelquefois pourvu d'yeux de verre qui permettaient de voir la momie de l'extérieur. Ces cercueils étaient souvent ornés sur leurs parois de sculptures ou de peintures donnant une idée très juste de la vie terrestre du défunt et de celle dans laquelle il devait entrer. Dans cette nouvelle existence le mort devait reprendre sa profession. L'Egyptien en était profondément convaincu. Puis il s'en allait naviguer sur le Nil, le fleuve sacré ; il bâtissait des maisons et buvait son eau sainte. Sur la paroi de quelques cercueils, on voit un capitaine placé à l'arrière du vaisseau donnant des ordres aux matelots, la mer sur laquelle ils vaguent est le bassin de l'Occident, le port vers lequel ils se dirigent est la tombe (*Inhumation et crémation*, par le docteur Is. Bauwens).

Les momies avec leurs cercueils étaient ensuite placées dans des tombeaux d'aspect et de formes très remarquables au milieu de cimetières mortuaires les plus différents suivant les temps, la condition et les qualités des personnes. (2) D'après le docteur Martin on peut en

(1) Gannal, loc. cit.

(2) V. *Inhumation et crémation*, D' Is. Bauwens, p. 303.

effet diviser les tombeaux égyptiens en six grandes classes. (1)

1° Les Pyramides, tombeaux les plus anciens des rois de la première dynastie, monuments construits de matériaux rapportés des montagnes;

2° Les tombeaux creusés dans l'épaisseur des montagnes, ouvrant sur le chemin des vallées (hypogées);

3° Les tombeaux situés au fond des puits creusés dans la roche qui existe au-dessous d'une couche de sable de deux à trois mètres d'épaisseur. Ces puits ont la forme d'un cône tronqué et comptent de nombreuses loges taillées verticalement dans la paroi. Ils ont une grande profondeur. Ils sont nombreux dans la plaine de Saqqûârah.

4° Les tombeaux disposés en alvéoles et construits de briques crues.

5° Les souterrains ou nécropoles publiques creusés dans l'épaisseur des montagnes; mais beaucoup plus spacieux que les autres et servant habituellement à renfermer la dépouille des artisans et des pauvres.

6° Des sépultures isolées dans la terre ou le sable sans apparence de construction. (M. Feydeau pense que ce mode était réservé aux criminels).

A propos des injections de cédria qui selon Hérodote devaient dissoudre les intestins, M. Rouyer croit qu'il est beaucoup plus naturel de supposer qu'elles étaient com-

(1) Consulter Feydau. *Usages funéraires chez les peuples anciens* et F. Martin, *Les cimetières et la crémation*, p. 88-89.

posées d'une solution forte et caustique de natrum, qui pouvait désorganiser les viscères et que ce n'était qu'après avoir fait sortir les matières contenues dans les intestins, que les embaumeurs remplissaient le ventre de cédria ou d'un autre liquide qui se desséchait avec le corps. Malheureusement, aucun auteur de l'antiquité ne mentionne la liqueur caustique dont parle M. Rouyer!...

Il en est de même, lorsqu'il nous dit, que les embaumeurs après avoir lavé les corps, avec cette liqueur vineuse et balsamique qu'Hérodote et Diodore appellent vin de palmier et les avoir remplis de résines odorantes ou de bitumes, les plaçaient dans des étuves, où à l'aide d'une chaleur convenable, ces substances résineuses s'unissaient intimément aux corps, qui arrivaient bientôt à cet état de dessication parfaite, dans lequel on les trouve aujourd'hui.

« Mais sur quoi, remarque le Dr Sucquet (*loc. cil.*), fonde-t-il son appréciation? Aucun texte ne rend cette question plausible et Rouyer n'a soulevé qu'un doute de plus, autour de cette question, entourée déjà de tant d'obscurités et de tant d'invraisemblances ».

L'étude directe des momies n'avait donc pas résolu complètement la question de la nature de l'embaumement égyptien et vers le milieu de ce siècle, on était encore à se demander, quelle était en réalité la méthode exacte que ce peuple avait suivie.

C'est alors, que le Dr Sucquet faisant table rase de tous ces récits sujets à caution, et ne retenant de leurs pratiques bizarres que ce point : *le séjour des corps dans le natrum pendant 70 jours* (1) pense que l'embaume-

____

(1 Hérodote dit 70 jours, Diodore 72 et la Bible 40.

ment égyptien, ainsi que le rapporte le Dr Martin (loc. cit.), doit être là tout entier.

L'extraction des intestins et du cerveau, l'emploi du bitume, du pisasphalte, des bandelettes n'auraient été que des accessoires de l'opération, suivant la richesse, l'humidité des localités, ou les époques et les pratiques religieuses; car la loi est muette à leur égard et on les voit pratiqués ou supprimés, sans que la conservation des corps en éprouve un changement essentiel. Mais comment le séjour dans le natrum pouvait-il conserver et dessécher les corps? L'expérience seule pouvait éclairer ce sujet et le Dr Sucquet eut l'idée d'y recourir. Il se fit expédier le natrum extrait des lacs d'Egypte (1) et en entoura le corps d'un enfant de huit ans, par une température de 25° centigrades. L'odeur caractéristique de la putréfaction se manifesta dès le troisième jour et devint tellement insoutenable le dix-septième jour, qu'il fut contraint de mettre fin à l'expérience. Mais, quel ne fut pas son étonnement, quand malgré ce signe d'une décomposition profonde il constata l'intégrité générale de la peau avec momification de l'extrémité des membres !

(1) Ce natrum était sous la forme d'une poudre d'un aspect brunâtre, d'une odeur peu prononcée et d'un goût franchement salin. Soumis à l'analyse, ce produit se partageait en 2 portions l'une soluble et l'autre insoluble dans le liquide.

La partie soluble, beaucoup plus considérable que l'autre, était formée d'une forte proportion de carbonate de soude, et ensuite de sulfate de soude, de chlorure de sodium et des traces de phosphate de la même base. (On voit que cette composition ressemble beaucoup à celle que le docteur Granville avait trouvée dans les momies).

La partie insoluble contenait du carbonate de fer et de chaux, de l'alumine, de la magnésie, des matières organiques.

Les liquides organiques transsudant à travers le derme dénudé, n'étant pas suffisamment évaporés avaient séjournés dans le cercueil et s'y étaient décomposés, mais le sujet lui-même n'était pas en voie de putréfaction. Il n'avait manqué à l'expérience que l'air chaud et sec de la Libye. L'embaumement égyptien n'était donc ni une salaison, ni une consomption des chairs, la peau et les os exceptés. C'était une desquamation de l'épiderme d'abord, une conservation et une dessication ensuite du derme et l'évaporation naturelle des liquides du corps, au bout de 70 jours, sous l'influence d'un climat très sec.

Le bitume chaud, dont les Egyptiens imprégnaient certains corps, avait surtout pour effet de le préserver plus efficacement que les seules bandelettes gommées, contre l'humidité de l'air absorbée par les sels plus ou moins déliquescents du natrum. Mais cette pratique n'était nécessaire que dans les localités basses et voisines du fleuve, comme la plaine de Saqqârah près de Memphis. C'est là, en effet, qu'on a retrouvé les momies imbibées de bitume et dont la conservation reste plus ou moins imparfaite, malgré ce surcroît de précaution. (Dr Martin Loc. cit). Les embaumeurs Egyptiens, on le voit, connaissaient l'action utile ou nuisible des alcalis sur la substance animale, selon que cette action est plus ou moins prolongée, puisque le temps que les corps doivent rester en contact était strictement limité. Ils n'ignoraient pas non plus les propriétés qu'ont les baumes et les résines odorantes d'éloigner les insectes et leurs larves.

Leur méthode comprenait donc deux actions principales. La première consistait à dessécher les corps c'est-à-dire, à leur enlever les liquides et les graisses qu'ils contenaient. Pour cela ils ajoutaient, à l'action favorisante du climat, le bain de natrum, et enlevaient de l'intérieur du corps tout ce qui pouvait devenir une œuvre de corruption, pendant le temps destiné à le dessécher.

La seconde s'efforçait d'empêcher la destruction des corps ainsi desséchés contre l'humidité et le contact de l'air, au moyen d'un système de bandelettes très compliqué. Puis, ils éloignaient les insectes et leur action destructive, au moyen des baumes et des résines odorantes, dont ils connaissaient à ce point de vue les remarquables propriétés.

On le voit, les Egyptiens étaient arrivés 6000 ans avant nos découvertes modernes à trouver, au moyen de l'empirisme, une méthode d'embaumement à peu près conforme à la théorie et aux exigences de la science actuelle. Ils préservaient d'abord le cadavre de la putréfaction, puis ils empêchaient sa disparition dans la suite des âges. C'est précisément ce que nous nous efforçons de réaliser à l'époque présente. Ainsi l'embaumement égyptien a bravé les injures des hommes et du temps et la belle conservation des momies fait encore l'admiration des savants du XIXᵉ siècle.

Le 7 octobre 1886, M. Maspero (1) montrait, à Paris, à la Société d'anthropologie de France, une momie retirée, en 1881, de la cachette de Deir el Bahari (2); elle était d'une beauté remarquable et parfaitement conservée. Elle n'était pas trop surchargée de bandelettes agglutinées ni

(1) Directeur général des fouilles en Egypte.

(2) Où elle avait été transportée, après avoir été enlevée à son tombeau primitif, sans doute afin de la soustraire à la profanation.

de couches de bitume. En plusieurs points, on reconnaît
la couleur blanche de la peau. A part le ventre ouvert au
niveau de la fosse iliaque gauche, toutes les parties
étaient admirablement intactes. Le corps, long de 1^m,72,
est étendu. La tête dolichocéphale est légèrement inclinée
en avant, les bras croisés devant la poitrine à une petite
distance du thorax, les poignets un peu fléchis sur l'avant-
bras. Les cheveux, qui sont blancs, fins et ondulants,
recouvrent les oreilles et la nuque et sont en parfait état.
Les dents et les ongles sont bien conservés. Or, d'après les
inscriptions hiéroglyphiques que portait cette momie, elle
représentait le corps de Rhamsès II, l'illustre conquérant
de l'antiquité, le Sésostris des Grecs, et qui régnait
environ au temps de l'Exode d'Israël.

Cette sortie du tombeau après bientôt quarante siècles,
cette apparition qui réunit en quelque sorte le passé au
présent et nous rend tangible la réalité historique affaiblie
et comme effacée par le lointain des âges, tout cela forme
un spectacle qui a son prestige et sa grandeur.

C'est en présence de semblables phénomènes de conservation, dont les sujets des Pharaons semblent avoir eu seuls
le monopole, qu'on entend parfois certaines personnes
exprimer un vif enthousiasme pour les embaumements
égyptiens et se plaindre amèrement de la perte de procédés
aussi parfaits. Au point de vue historique, on peut avoir
raison, mais au point de vue pratique, il en est autrement. Que dirait-on de nos jours si l'on voyait un médecin appelé dans une famille pour pratiquer un embaumement, extraire la cervelle par les narines, ouvrir le ventre
pour en ôter les viscères ? Qui ne voit que les mœurs de
notre pays, ne se prêteraient pas à l'abandon de nos morts

à des mains mercenaires, pendant soixante et dix jours. En Egypte même, dit le Dr Sucquet (*loc. cit.*), il a fallu que la loi se joignît aux croyances religieuses pour obtenir un pareil délaissement, lequel, ainsi qu'Hérodote le rapporte, au point de vue moral, n'était pas toujours sans dangers (1).

Du reste, on s'est aperçu bientôt que les embaumements égyptiens, si permanents dans leur pays, étaient peu stables dans nos climats du Nord. Les momies y absorbent petit à petit l'humidité de l'atmosphère et se décomposent ensuite lentement. Le procédé égyptien ne pouvait donc s'adapter ni à nos mœurs ni à nos climats.

La coutume des embaumements fut une des plus tenaces des anciens égyptiens, dit Ezermak, à la fin de son travail. Elle fut conservée religieusement après la chute des dynasties nationales. Une partie des Grecs d'Egypte l'adoptèrent. On connaît des momies nombreuses de la période des Ptolémées. Plus tard, ce mode de sépulture fut combattu par les chrétiens et perdit, petit à petit, de son importance et de sa généralité. Du temps de Porphyre, au IVe siècle, de notre ère, on pratiquait encore l'embaumement; mais, trois cents ans plus tard, au moment de la peste de Justinien, cette coutume n'existait plus.

ARTICLE II.

L'embaumement chez les Guanches.

La conservation des corps aux îles Canaries semble n'être qu'une tradition de l'embaumement égyptien.

(1) Il raconte, en effet, que, sur la dénonciation d'un de ses camarades, on surprit un jour un embaumeur en flagrant délit avec une femme morte récemment.

« L'Egypte, en effet, dit le docteur Sucquet (*loc. cit.*), placée à l'extrémité orientale du continent africain, connut cependant tout le littoral de cette partie du monde et sans doute aussi les Canaries, qui s'élèvent comme une annexe de son bord occidental. » En effet, sous le Pharaon Néchao, de la XVI dynastie, une flotte entière, partie de la mer Rouge, franchit le cap de Bonne-Espérance, longea les côtes occidentales de l'Afrique, passa le détroit de Gibraltar et retourna vers l'Egypte par la Méditerranée. Deux mille ans avant Vasco de Gama, l'Egypte doublait, en sens inverse le cap des Tempêtes et réalisait la circumnavigation du continent africain. Par combien de voyages partiels une expédition d'ensemble, aussi remarquable pour le temps avait-elle été préparée déjà ? Les navires égyptiens fréquentèrent de temps immémorial les côtes d'Afrique, et l'un d'eux porta sans doute jusqu'aux Canaries, l'un des arts les plus originaux de son pays.

« En effet, les Guanches, si pauvres en toute sorte d'arts, pratiquèrent celui de l'embaumement sur une grande échelle et, comme les Egyptiens, en firent une coutume nationale. Sans doute, l'absence du natrum aux îles Canaries dût y modifier les procédés de conservation. Mais le natrum, qui restituait des corps desséchés, montrait aux Guanches que sa dessication devait être également l'objectif de leurs opérations. Ils le comprirent et les corps étaient d'abord exposés au soleil ardent. Dans cette condition, l'épiderme perdait rapidement son adhérence et des frictions avec les baumes achevaient sa séparation.

« A ce moment, le corps évaporait rapidement ses liquides et se desséchait comme dans l'embaumement égyptien. Mais, comme l'absence de natrum laissait ce dernier

en danger de décomposition avant la dessication inté-
grale, on plaçait les corps dans des étuves et la dessication y devenait complète au bout de quinze jours. Nous
trouvons dans le beau travail de Bory de Saint-Vincent,
sur une des îles Fortunées, 1811, des détails intéressants
sur la pratique des Guanches et les rapprochements qu'on
pourra faire entre elle et les procédés égyptiens pourront
justifier encore la parenté que nous attribuons aux deux
méthodes de conservation ».

Les sentiments qui présidèrent à l'établissement de
cette coutume aux îles Fortunées furent très probablement les mêmes que ceux qui eurent cours sur les bords
du Nil

C'est de l'amour, de la tendresse et de l'amitié que
naquit chez les Guanches le respect de la mémoire et la
vénération pour la cendre des aïeux.

« Les arts des Guanches, dit Bory de Saint-Vincent,
p. 54, n'étaient pas nombreux; le plus singulier sans
doute est celui des embaumements. »

« Les Guanches conservaient les restes de leurs parents
d'une manière scrupuleuse et n'épargnaient rien pour les
garantir de la corruption.

« Parmi leur moral, chacun préparait lui-même les
peaux de chèvres dans lesquelles devaient être enveloppés
ses débris. Ces peaux étaient souvent dépouillées de leur
poil ; d'autres fois, on l'y laissait et l'on mettait alors
indifféremment le côté velu en dedans ou en dehors. Les
procédés dont on se servait pour faire des momies assez
parfaites qu'on nommait Xaxos sont à peu près perdus.
Quelques écrivains ont cependant laissé quelques détails
à ce sujet, mais peut-être ne sont-ils pas plus exacts que

ceux qu'Hérodote nous a transmis sur les embaumements égyptiens.

« Chez les Guanches, les embaumeurs étaient des sujets abjects : des hommes et des femmes remplissaient ces emplois respectivement pour leur sexe; on les payait très bien, mais on se serait cru avili par leur fréquentation ; et tout ce qui s'occupait de la préparation des Xaxos, vivait retiré, solitaire et caché à tous les regards. C'est donc mal à propos que Sprats a avancé que les embaumements étaient confiés à une tribu de prêtres, qui en faisaient un mystère sacré et que le secret s'est perdu avec ces prêtres. Il y avait plusieurs sortes d'embaumements et plusieurs emplois parmi ceux qui en étaient chargés. Quand on avait besoin du ministère des embaumeurs, on leur apportait le cadavre à conserver, et l'on se retirait aussitôt. Si le mort appartenait à des gens en état de faire une certaine dépense, on l'étendait d'abord sur une table de pierre : un opérateur lui faisait une ouverture au bas-ventre avec un caillou effilé, taillé en forme de couteau et appelé Tabona; on en retirait les intestins, que d'autres opérateurs lavaient et nettoyaient ensuite; on lavait aussi le reste du corps et surtout les parties délicates, comme les yeux, l'intérieur de la bouche, les oreilles et les doigts avec de l'eau fraîche, dans laquelle on avait fait dissoudre le plus de sel possible. On remplissait de plantes aromatiques les grandes cavités; on exposait ensuite le cadavre au soleil ardent, ou dans des étuves, quand le soleil n'était pas assez chaud.

Pendant l'exposition on enduisait fréquemment le corps d'une sorte d'onguent composé de certaines graines, de poudre de plantes odoriférantes, d'écorce de pin, de résine, de brai, de pierre ponce et d'autres matières absorbantes.

« Feuillé croit que ces onctions se faisaient aussi avec une espèce de beurre et des substances dessicatives et balsamiques, parmi lesquelles il nomme la résine de larix ou mélèze, et les feuilles de grenadier qui n'ont jamais eu la propriété de conserver les cadavres.

« Le quinzième jour l'embaumement devait être complètement terminé ; la momie devait être sèche et légère ; les parents l'envoyaient chercher, et l'on célébrait les obsèques le plus magnifiquement que l'on pouvait. On cousait le mort en plusieurs doubles dans les peaux qu'il avait préparées de son vivant, et on le ceignait avec des courroies retenues par des nœuds coulants. Les rois et les grands étaient en outre placés dans des caisses ou cercueils d'un seul morceau et creusé dans le tronc d'une sabine, dont le bois passait pour incorruptible ; on portait enfin les Xaxos ainsi cousus et encaissés, dans des grottes inaccessibles et consacrées à les recevoir.

« L'autre manière de conserver les morts, moins dispendieuse, consistait à les faire sécher au soleil, après leur avoir introduit dans le ventre une liqueur corrosive ; cette liqueur rongeait toutes les parties intérieures, que le soleil n'aurait pu dessécher assez pour les empêcher de se corrompre. Comme les autres Xaxos les parents les cousaient dans des peaux et on les portait dans les grottes.

« Ces momies telles qu'on les trouve aujourd'hui sont légères, sèches ; plusieurs sont parfaitement conservées avec leurs cheveux et leur barbe ; les ongles marquent souvent. Les traits du visage sont distincts, mais retirés ; le ventre est affaissé. Dans quelques unes on ne trouve aucune marque d'incision ; dans d'autres, on voit la trace d'une assez grande fente sur le flanc.

« Les Xaxos sont d'une couleur tannée, d'une odeur ordinairement agréable. Exposés à l'air, hors des peaux de chèvres, qui sont admirablement conservées, ils tombent peu à peu en poussière ; ils sont piqués en plusieurs endroits, environnés de chrysalides, de mouches, venues probablement de vers déposés sur le corps pendant la préparation. Ces larves et ces chrysalides, qui n'ont pû se reproduire, se sont conservées saines et entières, ainsi que les momies. Le chevalier Scory dit que ces momies ont plus de deux mille ans ; on ne peut guère déterminer depuis combien de temps elles se conservent, mais nous verrons par la suite qu'il y avait certainement plus de deux mille ans que les Guanches embaumaient.

« Je croirais volontiers, que dans la composition corrosive qu'on employait dans la seconde espèce de préparation, et peut-être même dans tous les embaumements, les Guanches se servaient du suc d'euphorbe : ils employaient sans doute celui de l'espèce propre à leur climat, qui est âcre et laiteuse ; j'en ai reconnu des morceaux entiers dans la poitrine d'une momie, à laquelle il n'y avait cependant pas eu d'incision. On m'a assuré qu'on en avait aussi tiré des feuilles très bien conservées et qu'on avait reconnues pour être de laurier.

« Pendant qu'on exposait les corps au soleil, l'on étendait les bras des hommes le long du tronc et on croisait plus communément les mains des femmes devant la partie inférieure du ventre. On découvre de temps en temps de nouvelles catacombes aux Canaries. En 1758, on en trouva une à Palme, mais soit que les momies en fussent très anciennes, soit qu'elles fussent mal embaumées, elles tombèrent aussitôt en poussière. A Fer, on a trouvé sur les sables où l'on avait couché les Xaxos, des meubles dont le mort avait usé pendant la vie. Dans cette île, on murait les cavernes sépulcrales pour qu'elles ne servissent pas de retraite aux oiseaux de proie et aux corbeaux.

« A Canaries, on ne se bornait pas toujours à placer les momies dans les grottes, on élevait des tombeaux particuliers, à certains morts de distinction. Ces morts privilégiés, embaumés et vêtus de leur habit appelé *tamarco*, étaient placés sur des planches de bois de pin exhaussées et la tête tournée du côté du nord. On bâtissait ensuite dessus un monument en pierre sèche, en forme pyramidale et souvent assez élevé. On connaît plusieurs catacombes à Ténériffe ; la plus célèbre est celle du *Baranco de Herque*, entre Arico et Guimar, au pays d'*Albona* ; elle fut découverte dans le temps que Clavijo écrivait ses *Noticias*. Il rapporte qu'on y rencontra plus de mille momies, tandis que dans les autres on n'en avait guère trouvé plus de trois à quatre cents à la fois ».

L'intérieur de la grotte est spacieux avec quelques niches dans les parois ; son entrée est encaissée et d'un difficile accès. Il y en a une autre à une lieue et demi ou deux lieues de Laguna ; on y conduit ordinairement les voyageurs. Elle est située sur le flanc d'une montagne presque à pic ; on ne peut y monter sans beaucoup de peine et sans le secours de plusieurs échelles.

L'ordre dans lequel on trouve toutes les momies, quand elles n'ont pas été dérangées, est invariable ; elles sont situées sur des espèces de tréteaux ; la première est cousue par les peaux qui lui enveloppent les pieds aux peaux qui enveloppent la tête de la suivante et ainsi de suite, jusqu'à cinq ou six liées ensembles. Les madriers et les planches qui les supportent ne paraissent avoir éprouvé jusqu'à ce jour aucune altération sensible, mais il est faux, comme l'avance Sprats, que le bois n'en ait pas été endommagé, parce que les Guanches avaient le secret de le rendre aussi dur que le fer et semblable à ce métal.

M. Jouannet, savant modeste et laborieux, dit Gannal, a constaté que deux momies des Guanches qu'il a eu en sa possession avaient les yeux, le nez, remplis de bitume comme quelques-unes des Egyptiens.

On le voit, l'embaumement des Guanches, à part les bandelettes qui sont remplacées par des peaux de chèvres, la position horizontale où sont placées les momies, au lieu d'être dressées verticalement dans des niches ou le long des parois des murs, ressemble point par point à l'embaumement égyptien. Nous aurions donc ici à faire les mêmes remarques, à formuler les mêmes critiques que pour l'embaumement de ces derniers. Pour ne pas nous répéter, nous nous en abstenons et nous passons immédiatement à l'embaumement des Incas.

ARTICLE III

L'embaumement chez les Incas.

L'embaumement, dit le D^r Is. Bauwens, s'est rencontré chez quelques tribus de la Virginie, de la Caroline du Nord, chez les Congarée de la Caroline du Sud, chez les Indiens de la côte Nord-Ouest, dans les îles Aléoutiennes et dans la Floride.

Il était réservé aux chefs, (et par conséquent chez tous les peuples, ce n'était pas un usage général).

« En Floride, le corps était séché devant un grand feu, revêtu de riches étoffes, et placé dans une niche pratiquée dans le mur. De temps en temps, les parents venaient converser avec ces momies. Dans la Virginie, la momification se pratiquait, d'après M. Reverdy, de la manière suivante. L'embaumeur faisait à la peau du dos une incision qui s'étendait des pieds à la tête, puis écorchait le mort. La peau graissée et huilée, pour l'empêcher de devenir cassante, se desséchait au soleil. Toutes les parties molles étaient enlevées du mort ainsi équarri, à l'exception des ligaments qui devaient conserver les rapports des pièces du squelette.

Les os étaient, dans cet état, soumis à l'action desséchante du soleil.

« La dessication obtenue, l'embaumeur replaçait le squelette debout dans sa peau, et recousait celle ci, après avoir rempli les vides de sable très fin. Le cadavre était si bien préparé, qu'il semblait impossible de s'apercevoir de l'enlèvement des chairs. Après la momification, les cadavres enveloppés de peaux ou de nattes, étaient cachés dans le sol, dans des grottes ou des huttes à ossements. Le corps reposait sur des bâtons et avait près de lui ses plus précieux effets (Daville). Nombre de momies sont couchées ainsi dans les grottes de Kentucky. (Néanmoins l'embaumement semble ici réservé aux chefs et aux guerriers de renom).

« Les habitants des côtes de Darien, en Colombie, extrayaient les viscères, remplissaient les cavités de résines, enfumaient les corps, et les conservaient dans leurs habitations, couchés dans des hamacs ou disposés dans des cercueils en bois.

« Les Muiscas enfouissaient les gens du peuple sans cérémonie ; mais ils momifiaient les cadavres des souverains, des nobles, des prêtres, et les déposaient secrètement dans des voûtes souterraines.

« Les Aléoutiens vident le corps humain, colorent les tissus en rouge, avec un extrait du bois et des feuilles de l'alnus incana, qui les rend imputrescibles, les gardent ainsi une quinzaine de jours dans leurs cabanes, et les enterrent finalement, dans des cavernes ou dans de petites constructions peintes.

« Les naturels d'Yucatan et de Chiapa embaumaient le cadavre de leurs rois, et déposaient ensuite pour toujours le cadavre dans des palais funéraires, situés sous le sol des Mitlancalco ». D^r Is. Bauwens. *Inhumation et crémation*, p. 424-426.

Mais de tous les anciens peuples d'Amérique, les Incas sont ceux qui nous intéressent le plus au point de vue de la question que nous traitons.

Les Incas ont brillé du plus vif éclat par leur génie artistique et le développement de leur industrie. Ce peuple de dix à quatorze millions d'habitants possédait un vaste empire, à l'époque de sa plus grande puissance. Il commandait au Pérou, à la Bolivie, à l'Equateur, à une partie du Chili et de la République Argentine. Les Incas pratiquaient l'embaumement sur une vaste échelle et d'une manière plus ou moins générale. Cet usage était basé chez eux sur un sentiment religieux. Ils croyaient que les âmes, après leur séjour dans l'empire des morts, reviendraient habiter le corps qu'elles avaient quitté.

Aussi, celui-ci devait-il être *conservé* et devait-il rester en possession de tous ses biens. Ces droits lui étaient garantis par la loi. C'est pourquoi on trouve, dans le haut Pérou, au pays occupé autrefois par les Aymaras, des monuments funèbres appelés Chûllpas et contenant par milliers les cadavres embaumés des anciens Péruviens.

« Les Chûllpas, nous dit M. Paul de Marcoy, (voyage de l'Océan Atlantique à l'Océan Pacifique à travers l'Amérique du Sud, 1862) avaient la figure d'une pyramide tronquée de vingt à trente pieds d'élévation. Cette pyramide construite en briques non cuites (tapias), avait plusieurs assises en retrait et rappelaient par leur configuration générale les trocallis mexicains, dont l'idée première paraît empruntée au temps de Bel.

« Quelquefois les tombeaux des Aymaras étaient de simples monuments bâtis dans l'appareil cyclopéen et recouverts d'un plafond monolithe. Ils se composaient à l'intérieur d'une chambre carrée, avec une porte basse au couchant et une petite fenêtre orientée au levant.

« Parfois encore ces tombeaux avaient la forme d'un obélisque, de l'élévation de 8 à 10 mètres, étant 2 fois la largeur de la base. Ces derniers étaient couverts d'un toit incliné et bâtis en simple torchis.

« Chaque tombeau était affecté à une douzaine d'individus, dont le corps était revêtu de leurs habits ou affublé d'un sac tissé avec des feuilles de tatora, et échancré à l'endroit du visage. Ils étaient assis en cercle, se touchaient par les pieds, figurant ainsi les jantes d'une roue. Chaque mort avait près de lui, à titre de provisions et d'ustensiles de ménage, des épis de maïs, un pot de chicha, une gamelle et une cuillère. Si c'était un homme on ajoutait à ces objets une fronde, une macana ou massue, des engins de chasse ou de pêche et un rouleau de tissu de laine.

« Si c'était une femme, on plaçait près d'elle une petite corbeille façonnée avec des tiges de jarava, des pelotons de laine de lama, des navettes, des aiguilles à tricoter fournies par les longues épines noires du cactus quisco. Une fois ce tombeau en possession du nombre d'hôtes qu'il devait contenir, on murait la porte. La fenêtre seule restait ouverte, probablement pour que les passants à qui l'idée viendrait d'y appliquer l'œil, puissent puiser un enseignement et une consolation, dans le calme respectable de ces morts assis côte à côte, et se regardant avec leur orbites creuses. Chaque matin, le soleil levant dardant un rayon d'or dans l'intérieur de ces sépulcres, et réchauffant un moment, mais sans les ranimer, ces parchemins jaunis qui autrefois avaient été des hommes. »

Les collines de Cocotea, de Tambo et de Méjillones, les alentours d'Iquique, le morro d'Arica, offrent en maints endroits des huacas ou sépultures d'Indiens Changos, Aymaras, Quechuas d'une époque antérieure à la conquête espagnole et dans lesquelles on retrouve des objets de même nature.

La nationalité des momies se dénonce en première vue, tant par la construction des huacas qui les renferment, que par la position donnée aux individus dans les tombeaux.

Ainsi, les huacas des Changos ont juste 8 pieds de profond et le mort y est couché sur le dos.

Celles des Aymaras sont des cavités circulaires, au fond desquelles, l'individu enveloppé d'une mante de laine, d'une natte ou d'un sac de jonc, est simplement assis.

Les huacas de Quéchuas, qui ont à peine quatre pieds de profondeur, sont de figure elliptique et revêtus à l'intérieur de pierres plates. Le cadavre y est placé comme l'enfant dans le sein de sa mère, c'est-à-dire accroupi sur les talons, les genoux ramenés au niveau du menton, les coudes posés sur les cuisses, et les poings fermés emboîtés dans les yeux.

Les vêtements et les tissus de laine qui enveloppent les momies se ressemblent et sont généralement grossiers » (1). Ces momies pour la plupart sont aussi bien conservées que celles d'Egypte ou des Canaries; malheureusement le procédé qui a amené cette belle conservation est peu connu. On croit cependant qu'ils étaient embaumés, avec le chenopodium ambrosioïdes des vallées voisines; mais on ignore absolument de quelle manière.

Il y a quelques années MM. Vidal Senèze et Jean Noetzli découvraient, dans le Haut-Pérou, sur la pente d'une montagne appelée Puira-Grande, province de Chachapayas, au milieu d'habitations en ruine, et à une altitude de plus de 2000 mètres, un certain nombre de monuments funéraires excessivement remarquables.

Les ruines des habitations, comme aussi les tombeaux, se trouvent dans des entailles faites dans le flanc de la montagne. Les tombeaux étaient de la forme d'une calotte ou d'une ruche d'abeilles, et mesuraient 2 mètres de tour et 1 m. 50 de hauteur. Ces tombeaux sont faits avec des pierres que cimente une sorte de terre glaise unie à des poils d'animaux et à des débris de plantes.

---

(1) *Voyages de l'Océan Atlantique à l'Océan Pacifique à travers l'Amérique du Sud*, par Paul Marcoy.

Ils sont ou isolés, mais les uns à la suite des autres comme des ruches d'abeilles, ou par groupes reliés entre eux se touchant et communiquant par de petites ouvertures de 10 à 20 centimètres de haut sur autant de large.

Chaque tombeau renfermait une ou plusieurs momies de la plus belle conservation. Les plus petites mesureraient encore 1 m. 80 de haut, si l'individu était étendu dans sa longueur.

Les momies sont repliées, les cuisses contre le sternum, les genoux sous le menton, les bras en dedans, le bout du pied droit couvrant le gauche, la tête appuyée sur les doigts, sous la mâchoire inférieure. Les cheveux sont chatain ordinairement, la peau de couleur très claire. Presque toutes montrent au front ou à l'occiput un cercle, composé de petits trous faits dans la boîte cranienne, avec un instrument voisin du trépan actuel. La trépanation aurait eu lieu pour évacuer l'encéphale ou plutôt pour y introduire des substances antiputrides. Voilà tout ce que l'on sait sur la méthode d'embaumement de ces momies ; comme on le voit, c'est bien peu de chose.

En janvier 1889, M. Collin présentait à la Société d'Anthropologie de Paris, une momie provenant des tombeaux Huacas qu'on avait découverts par hasard, dans la vallée septentrionale de la Cordillère des Andes, entre le territoire des Ayapaya et des Inquisidi, centre de la Bolivie.

Dans cet endroit, la Cordillère s'élève à plus de 4000 mètres, au-dessus du niveau de la mer et se rapproche des pics neigeux du Tumari qui atteignent de 6000 à 7000 mètres d'élévation. Cette momie conservait les trous de l'embaumement et le contour des parois abdominales ; elle était en général bien conservée et paraissait, par ses caractères ethnographiques, très-ancienne.

On ne sait absolument rien, écrit M. L. P. Gusman (1), sur le procédé suivi pour l'embaumement des cadavres, par les anciens Boliviens. Ce qui est certain, c'est qu'il était très efficace et amenait une conservation indéfinie. Employaient-ils des sels, le carbonate de soude, le borax, le salpêtre qui abonde dans le pays seul ou avec certaines substances tannantes bien connues en Bolivie ? Nous pensons qu'ils faisaient usage des gousses de taro qui contiennent 25 pour 100 de tannin, bel arbre cultivé ici pour l'usage de la tannerie, à laquelle il permet de faire des cuirs excellents, et de la plus éclatante blancheur. (Mais ce n'est là qu'une hypothèse et rien de plus).

Quoiqu'il en soit, cette momie est accroupie dans la mélancolique attitude de la prière et est un des plus beaux exemples de dolichocéphale qu'on ait jamais rencontré.

Dans la bolivie, les Chûllpas sont généralement au milieu des plaines. Les uns réunis ont l'aspect d'un monument. Ils ont plusieurs entrées, jusqu'à trois sur chacune de leurs deux façades, et sont entourés de bornes tout autour. Quelquefois ils sont disséminés et distancés les uns des autres, comme ceux d'Ancacata, et ont l'aspect de huttes en plâtre. Ils affectent la forme des cabanes africaines, avec une petite entrée, par laquelle on ne pénètre qu'en rampant. Ils sont contruits de terre argileuse d'une couleur blanchâtre, qui tranche avec les

(1) M. Gusmann est l'archéologue qui avait envoyé à Paris la momie dont il est ici question.

touffes de tola qui pousse dans la Pampa. Il est donc très difficile de savoir par quel procédé les anciens habitants du Pérou et de la Bolivie préservaient le corps de leurs défunts de la putréfaction. Le procédé qu'employaient les Indiens modernes, pour conserver et momifier la tête de leurs ennemis, ne jette pas beaucoup de lumière sur cette question des plus obscures. Voici comment les Indiens Jibaros s'y prennent actuellement pour obtenir ce curieux résultat :

Ils commencent par faire une boule, avec des feuilles dont nous ignorons le nom. Ils chauffent ensuite cette boule à petit feu, jusqu'à ce qu'elle ait une température élevée, et que la surface externe présente un aspect presque incandescent.

On introduit ensuite cette boule incandescente dans les parties molles de la tête déjà séparées des os du crâne. Les parties molles se ratatinent et reçoivent peut-être des feuilles brûlées, des principes antiseptiques et conservateurs des tissus animaux. Ce sont ces parties molles, disséquées et ratatinées, que les Indiens appellent chaucha. Dans les jours de fête, ils portent les chaucha pendus au bout de leur lance. A la guerre, ils racontent l'histoire de la victime dont la tête se balance à l'extrémité de leur arme.

Le 22 octobre 1867, le secrétaire général offrit, au nom du docteur Destruges de Guayaquil, à la Société d'anthropologie de Paris, une tête humaine ainsi momifiée. Elle était encore ornée de sa magnifique chevelure noire et était réduite au volume d'une tête de petit singe. Nous n'en dirons pas davantage à propos des embaumements des Incas. Espérons que dans un avenir prochain quelques nouvelles découvertes viendront éclairer d'une vraie lumière une question d'un aussi vif intérêt.

CHAPITRE II.

Embaumement à durée temporaire ou limitée.

Trois peuples, dans l'antiquité, ont surtout pratiqué ce genre d'embaumement. Les Juifs, les Grecs et les Romains.

ARTICLE I.

L'embaumement chez les Juifs.

La nation juive fait la transition entre les peuples qui ont pratiqué l'embaumement à durée indéfinie et ceux qui s'en sont servi pour une conservation seulement temporaire. En effet, les Israélites, pendant leur séjour plusieurs fois séculaire dans le pays des Pharaons, durent connaître l'embaumement des Egyptiens et le pratiquer pour les leurs d'une manière plus ou moins générale. Nous savons, en effet, d'après la Genèse, que Joseph fit embaumer magnifiquement le corps de Jacob, son père, par les médecins qu'il avait à son service ; on y consacra 40 jours.

« *Præcipitque* (Joseph) *servis suis medicis ut aromatibus condirent patrem, quibus jussa explentibus, transierunt quadraginta dies. Iste quippe mos erat cadaverum conditorum.* » (Genèse, ch. L, v. 2 et 3). Puis après 70 jours de deuil, il transporta, en compagnie de ses frères, des principaux officiers de la maison de Pharaon, des plus grands personnages de l'Egypte, suivi d'une multitude de charriots et de cavaliers, la momie de

Jacob au pays de Chanaan, dans la grotte de Makpelah, qu'Abraham avait achetée d'Ephron l'hethéen, pour en faire le lieu de sépulture de Sara, son épouse, et de lui-même. Plus tard Salomon fit entourer d'un mur construit en blocs énormes, de 65 mètres de long, de 35 de large et de 15 de haut, le caveau sépulcral d'Abraham. Cette enceinte, de forme rectangulaire, porte actuellement le nom de Haram el Khalil (enceinte de l'ami de Dieu).

Sainte Hélène y bâtit depuis une basilique magnifique. Les croisés y établirent un chapître de chanoines. C'est maintenant la grande mosquée de la ville d'Hébron.

C'est là que le père des Croyants dort à côté de Sara et près de son fils Isaac (1); c'est là que Jacob repose près de Lia et de Rébecca. Actuellement des Imans fanatiques défendent à tout ce qui n'est pas musulman l'entrée du caveau mystérieux. Tout ce qu'on peut en voir, c'est l'aspect extérieur du Haram el Khalil. Espérons qu'un jour, il sera donné à la science d'en franchir le seuil et d'y trouver les corps des patriarches, peut-être conservés intacts par la sécheresse de l'air de Judée, ainsi que la momie de Jacob, dans toute la beauté d'une conservation parfaite.

Cependant le peuple d'Israël revenu sur les rives du Jourdain, n'apporta pas avec lui la méthode de l'embaumement égyptien et, dans ses funérailles, il se contenta d'un procédé tout extérieur et absolument incapable d'assurer, pendant longtemps, la conservation du

---

(1) Et sepelierunt (Abraham) Isaac et Ismaël, filii sui, in spelunca duplici, quæ stat in agro Ephron quem emerat a filiis Heth ; ibi sepultus est ipse et Sara uxor ejus (Gen. 15. 9 et 10. V. aussi Gen., 35, 28 et 29).

corps. Voici comment les Juifs pratiquaient cet embaumement. Les parents embrassaient leur défunt (1), lui
fermaient les yeux (2) et la bouche, lui coupaient généralement les cheveux et la barbe, puis, après avoir couché le corps sur une planche, les pieds tournés vers la
porte, le lavaient à l'eau chaude (3). Ces ablutions se pratiquaient pour les hommes et les femmes par des personnes de leur sexe. Puis on oignait le corps avec des parfums et on l'enveloppait dans un linceuil (4) formé de
toile ou de laine très fine et fixé par des bandelettes.

C'est ainsi que le Christ faisant allusion aux parfums
qui devaient embaumer son corps, à propos de ceux que
Madeleine avait répandus sur ses pieds, disait : « Elle a
fait une bonne action, elle a voulu ainsi prévenir mon en-
terrement. » (5)

En effet, après la mort de Jésus, Nicodème apporta
cent livres de myrrhe et d'aloès pour embaumer le corps
(6), et le dimanche, à la chute du jour, de pieuses femmes
se dirigeaient vers le tombeau, munies de substance odorantes, pour achever l'embaumement qu'il avait fallu pré-
cipiter la veille du sabbat (7) (Dr Bauwers). Ces prépara-
tifs terminés, les Hébreux étendaient le corps sur le lit

(1) Gen., 50.
(2) Gen,, 46, 4. Tab. 11, 15.
(3) Act. 9, 37.
(4) Matt., 27, 59 ; Marc, 15, 46 : Luc, 23, 53 ; Job 11, 14.
(5) Marc, 14, 68, ef : Matt., 26, 10, 12 ; Jean, 12. 7.
(6) Venit autem et Nicodemus ferens mixturam *myrrhee* et *aloes*
quasi libras centum. Acceperunt ergo corpus Jesu et ligaverunt
illud linteis cum aromatibus *sicut* *mos* est Judæis sepelire (19,
39, 40 joan.)
(7) Una autem sabbati, valde diluculo venerunt ad monumentum
portantes quæ paraverant *aromata* (Luc, 24 1).

mortuaire, les pieds serrés l'un contre l'autre, les pouces repliés dans la paume de la main, de manière à figurer la première lettre du nom de Jéhovah ; on plaçait près de la tête du cadavre une lampe allumée en attendant qu'on le mît dans le sépulcre.

Cornelius Jansénius prétend que la myrrhe et l'aloès que les Juifs employaient, dans leurs embaumements, avaient la vertu de résister puissamment à la putréfaction, la myrrhe par son onctuosité, et l'aloès par son excessive amertume. Il est inutile de dire que cette opinion est sans fondement. Car comme le fait très bien remarquer Penicher (*Traité des embaumements selon les anciens et les modernes*), la grande quantité d'aromates qui se consommait, en cette occasion, était plutôt pour la pompe et pour en faire comme une pâte ou un onguent dont on enveloppait le corps, que pour conserver longtemps le sujet ; car, comme ce n'était pas la méthode parmi eux de dessécher le corps et de le vider de ses entrailles, il est certain que, malgré toutes ces drogues odorantes et aromatiques, la pourriture devait bientôt s'y développer ; c'est du reste ce qui arriva à Lazare qui, malgré cette forme d'embaumement, au bout de quatre jours seulement, était déjà en plein état de putréfaction, ainsi que sa sœur Marthe le faisait remarquer au Christ, lorsqu'elle s'écriait tout en pleurs : « *Domine jam fœtet ; quatriduanus est enim* » (Joan II, 39).

De nos jours, d'après le D_r Favrot, les Juifs lavent encore le corps de leurs défunts, avec l'eau la plus pure qu'ils peuvent se procurer, et dans laquelle ils font préalablement infuser des plantes odorantes et aromatiques, telles que camomille, thym, sauge, etc.

C'est là tout ce qui reste ou à peu près, dans les rites funéraires actuels de ce peuple, de la pratique de ses anciens embaumements.

ARTICLE II.

L'embaumement chez les Grecs.

C'est à peine si les Grecs connurent la manière d'embaumer les corps et leurs opérations n'étaient que des tentatives imparfaites, pour arrrêter la putréfaction jusqu'au jour des funérailles. Homère, nous apprend, en effet, qu'on versa, plusieurs fois, du nectar et de l'ambroisie dans les narines de Patrocle, afin de conserver son corps. Les Grecs préservaient temporairement de la décomposition certains de leurs morts, en employant la cire et le miel. Les dépouilles d'Agésilas furent ainsi rapportées à Sparte.

Voici ce qu'en dit Emilius Probus : « Agésilas, raconte cet historien, étant tombé malade mourut, et, afin que ses amis le portassent plus commodément à Sparte, à défaut de miel, ils environnèrent son corps de cire, et le reportèrent ainsi en son pays. » Cornelius Nepos et Plutarque, dans la vie du même Agésilas, rapportent exactement le même fait.

Le corps d'Alexandre le Grand fut, d'après ses dernières volontés, embaumé et frotté de miel ainsi que Stace nous l'apprend dans les deux vers suivants :

> Duc et ad Æmatios manes ubi belliger urbis,
> Conditor Hiblæ perfusus nectare durat.
> (3 silv. in pretre ph. Met. Celer).

Il fut ensuite placé dans un cercueil d'or et conduit par Ptolémée, sur un char funèbre monumental, de Babylone

— 66 —

à Memphis, puis à Alexandrie, dans le quartier de Bruchium où l'on substitua un cercueil de verre à l'ancien. Le corps du conquérant de l'Asie se serait bien conservé; car les historiens nous affirment, que César et Auguste de leur temps purent voir son visage et contempler ses traits. Le tombeau existait, paraît-il, encore sous le règne d'Alexandre Sévère.

D'après Gabriel Clauder, l'embaumement aurait été si efficace, qu'au temps de Saint-Augustin, on voyait encore dans son tombeau, le corps d'Alexandre-le-Grand, avec sa peau et ses membres.

Malheureusement, les merveilles que les auteurs anciens racontent, sur la nature du miel qui ferait vivre les abeilles plus de cinquante ans et les hommes plus de cent, (1) ainsi que sur la nature spéciale du corps d'Alexandre, qui, selon Plutarque et Quinte-Curce, était d'une composition si rare et si admirable, que sa peau, sa bouche et toute sa personne exhalaient une odeur très agréable et parfumaient ses habits, rendent leur témoignage suspect et font douter de l'exactitude de leur récit. Aussi nous abstiendrons-nous de toute discussion scientifique au sujet de ces divers procédés de conservation, que les Grecs auraient autrefois employés, pour passer immédiatement à l'étude de l'embaumement chez les Romains.

ARTICLE III

L'embaumement chez les Romains.

A Rome, on pratiquait l'embaumement dans certaines circonstances, bien que la coutume générale fût de brûler

(1) **V.** Pénicher, *Traité des embaumements* p. 111.

les corps. Corippus, dans l'oraison funèbre de l'empereur
Justinien, s'exprime ainsi sur son embaumement :

> Thura sabræa cremant, flagrantia mille locatis
> Infundunt pateris et odorato balsama succo
> Centum alicæ species unguentiaque mira feruntur
> Tempus in æternum sacrum servantia corpus.

« On fait brûler l'encens de l'Arabie, les baumes et les
parfums de toute espèce remplissent mille coupes, et le
corps est à jamais préservé de la corruption, par les es -
sences d'une propriété admirable. »

Cette conservation à longue échéance a été, en effet,
réalisée dans un certain nombre d'embaumements romains,
non au moyen de parfums, mais au moyen de sel. Cœlius
Rodiginus rapporte dans son livre des antiquités, ainsi
que le remarque Pénicher, que sous le pontificat de
Sixte IV. on trouva dans la voie Appienne le corps d'une
jeune fille, ayant encore toute la beauté de son visage,
les cheveux blonds et noués avec des bandes dorées, il
s'était ainsi conservé dans une saumure, dans laquelle il
trempait entièrement et l'on a cru que c'était le corps de
Tulliola, fille de Cicéron.

Et Valaterran prétend que le corps d'une autre femme,
également conservé grâce à une préparation inconnue,
fut trouvé dans un mausolée, près d'Albano, du temps du
pape Alexandre VI. Ce pape donna ordre qu'on le jetât
secrètement dans le Tibre, afin d'empêcher la superstition
du peuple, qui y accourait de toutes parts, parce que le
corps était encore très beau, quoiqu'il y eût treize siècles
qu'il y fût déposé. (Pénicher, *loc. cit.*) En admettant ce qui
est bien difficile, dit le Dr Sucquet, l'entière véracité de

ces auteurs, des faits de cette nature étaient d'une extrême rareté et personne ne peut soupçonner la cause artificielle à laquelle est due leur production.

Quoiqu'il en soit, il est bien certain qu'en fait d'embaumement, les Romains en général n'y regardaient pas de si près. Ils lavaient le cadavre, le frottaient de quelques parfums :

« Tarquinii corpus bona femina lavit et unxit ».

Et c'était tout.

A Rome, l'individu comptait pour trop peu dans la famille et dans l'état, tyrannique l'un et l'autre, pour qu'on fît autre chose en son honneur. Rome ne s'occupa et ne s'éprit que des grandes personnalités publiques et n'eut pour les honorer qu'un moyen public et impersonnel. Elle en fit des demi-dieux et même des dieux au besoin. En cela, elle se glorifiait elle-même, plutôt qu'elle ne pleurait ses morts. Le sentiment de l'humanité fit défaut à toute l'antiquité romaine. Aussi les tentatives d'embaumement y furent-elles informes et sans esprit de suite (Dr Sucquet).

DEUXIÈME SECTION

L'embaumement durant l'époque du moyen-âge.

Cette époque commence en 475, à la chute de l'empire romain et se termine vers l'an 1453 au moment de la prise de Constantinople par les Turcs. Mais l'art qui nous occupe n'a fleuri que très imparfaitement, durant toute cette époque et il a été, pour ainsi dire, continuellement enveloppé durant tout ce temps, dans la nuit plus ou moins profonde d'une longue éclipse.

En effet, la puissance des Grecs a été anéantie par l'empire romain et l'édit de Théodose, en enlevant à l'Egypte ses institutions, a fait disparaître pour toujours ses coutumes nationales et son embaumement.

Puis l'empire romain est tombé à son tour, sous les coups répétés des barbares du Nord. La nation juive elle a été dispersée aux quatre vents du ciel.

Des peuples nouveaux ont surgi, sur les ruines des anciens et l'un d'eux, les Espagnols, sous prétexte de les civiliser, ont exterminé les Guanches et les Incas. Aussi pendant plusieurs siècles, nous ne trouvons presque plus rien, dans le monde entier, en fait d'embaumement. Il faut arriver aux seizième et dix-septième siècles, pour découvrir de nouvelles aspirations de la science vers cet art. Encore ne sera-ce qu'en Europe, que ce réveil aura lieu. L'Afrique et l'Asie soumises aux lois du Prophète ne connaîtront plus désormais cette pratique.

Les éléments moraux de l'embaumement, en effet, font défaut dans les harems de l'Islam. Quels sentiments pourrait-on avoir pour les restes de ceux qu'on a eus en médiocre estime pendant la vie? Aussi le Coran ordonne-t-il de rendre simplement à la terre et sans aucun soin de conservation ce qui est sorti de la terre.

« Dans l'Europe chrétienne, au contraire, dit le Dr Sucquet, le mouvement d'une longue assimilation barbare était terminé, la féodalité s'était adoucie, l'esprit de l'Evangile se retrouvait. Le christianisme qui tient en deux mots : paternité divine et fraternité humaine avait fait pour le respect de l'individu, pour la constitution de la

famille et des sociétés, plus que le froid et dur génie de
la Rome antique, plus que le sabre fanatique d'Omar. Il
avait déjà rapproché les hommes et développé ces sentiments de bienveillance générale et de tendresse particulière, qui sont l'honneur et le charme des mœurs publiques
et privées. Ce sont eux, qui inspirèrent alors la pratique
des embaumements. Ce sont eux qui la soutiendront encore
désormais. La société moderne européenne malgré des
retours cruels, se fondera, de plus en plus, sur le respect
de l'homme; civiliser, ce sera conquérir contre une nature
inconsciente et cruelle, tout ce qui pourra grandir sa
dignité physique, préparer sa dignité morale, et répandre
dans tous les rangs, un grand idéal de l'humanité. »

Les procédés qui surgissent à cette époque en Europe,
furent, comme autrefois en Egypte, une utilisation plus
ou moins perfectionnée des phénomènes de conservation
naturelle et tout l'art consiste à aider celle-ci à mieux
accomplir son rôle. Le chapitre suivant nous montrera
avec évidence cette vérité.

CHAPITRE I

Utilisation et perfectionnement des phénomènes naturels de conservation.

Ce serait une erreur de croire qu'il n'y a que les vents
chauds et les sables secs d'Egypte qui jouissent de la
propriété de conserver les corps, il y a dans notre climat
d'Europe, malgré sa température basse et son humidité
relative, un grand nombre d'endroits demeurés célèbres à
ce point de vue. Nous ne citerons que les plus remarquables.

La nature conserve les corps par les propriétés de l'air et par les qualités du sol.

L'air est chaud ou froid, or, dans chacun de ces deux états de l'atmosphère nous avons des exemples de conservation. Parlons d'abord des souterrains des Jacobins à Toulouse. Voici ce que nous en raconte le Père Labat, dans ses voyages. « Le sacristain des Jacobins de Toulouse nous conduisit dans un espèce de cellier, autour duquel il y avait un grand nombre de corps de nos religieux, rangés à côté les uns des autres, très légers et si peu défigurés que ceux qui les avaient connus vivants les reconnaissaient et les nommaient.

J'en pris quelques-uns, entre autres, celui d'un jeune religieux, mort à 18 ans. La jeunesse était encore peinte dans les traits de son visage, et, excepté la couleur, rien ne lui manquait pour le faire croire vivant. Rien de plus léger que ces corps. Le sacristain nous dit que, suivant la disposition du temps, ils étaient droits ou courbés. Il nous dit aussi que, suivant ses registres, il y avait des corps qui étaient depuis plus de cent ans dans ce lieu ».

Or, Julia Fontenelle *regarde la chaleur élevée du caveau des Jacobins comme la cause principale* de cette conservation. Les tombeaux de pierre, où les morts étaient séparés, s'échauffaient comme le milieu dans lequel ils se trouvaient, et si ces tombes étaient de pierre poreuse, comme la topographie de Toulouse peut le faire supposer, les corps des religieux devaient y perdre facilement leurs liquides, et s'y momifier petit à petit.

Du reste, les phénomènes de conservation naturelle des caveaux des Jacobins, n'est pas un fait isolé. Tout près de Lyon, à Saint-Bonnet-le-Château (Loire), dans la chapelle des morts, on trouve un fait de conservation qui semble identique à celui que nous venons de citer. C'est en 1837, à l'occasion de réparations faites à l'église, qu'on découvrit tout à coup et absolument par hasard, les trente et quelques momies de Saint-Bonnet-le-Château. Les corps étaient alors, disent des témoins oculaires, à peu près intacts et très bien conservés. Les auteurs de l'histoire de Saint-Bonnet-le-Château s'expriment ainsi à leur sujet :

« Ce n'est pas chose facile d'expliquer leur présence, dans ce lieu, non plus que de préciser la cause scientifique de leur conservation. Ont-ils été entassés là, pendant une des phases de la (maladie contagieuse)?

« Sont-ce quelques unes des victimes de la guerre, au moment où les huguenots, causèrent des ravages à la cité?

« Ou encore, avons-nous simplement affaire à des gens morts de leur bonne mort naturelle, et ensevelis dans cet endroit, comme ils auraient pu l'être, dans n'importe quel autre caveau de l'Eglise?

« Toutes ces hypothèses sont possibles. L'hypothèse la plus probable est celle des victimes de la guerre des Huguenots, lorsqu'ils s'emparèrent de la ville en 1562, car plusieurs des corps, conservés dans le caveau, portent des traces d'une mort violente. Un de ces corps même, garde encore les marques indéniables de gros plombs qui l'ont atteint du côté gauche, au-dessous de l'épaule, et qui se sont enfoncés dans ses chairs en faisant de gros trous, qui subsistent encore à fleur de peau.

« Et pour ce qui est de la cause de la conservation de ces corps, faut-il l'attribuer à quelques propriétés inconnues du sol? A la sécheresse de l'air? A l'exposition du caveau?

. . . .

« Ce qu'il y a de sûr, c'est que, bien qu'ils n'aient certainement subi aucune sorte d'embaumement, seuls les organes mous de ces corps ont disparu. Enveloppés encore de linceuls fins ou grossiers, ils ont opposé en général à la main du temps une rare force de résistance. Rangés méthodiquement, autour des deux parois de la muraille, les bras ballants, et la figure grimaçante, ils produisent d'ordinaire une impression pénible sur le voyageur qui les voit pour la première fois. »

Curieux de nous rendre compte des faits relatés par les historiens de Saint-Bonnet-le-Château et désireux de rechercher la cause exacte de cette conservation, nous nous sommes rendu, le 3 octobre 1890, à Saint-Bonnet et voici ce que nous avons pu y observer.

L'église où se trouve le caveau à momies est située à environ 987 mètres d'altitude. Elle est bâtie sur une espèce de terrasse granulitique qui domine tout le village. Elle est orientée du levant au couchant, et c'est du côté du midi qu'est placé le caveau en question. On arrive à l'intérieur de l'église, en gravissant quinze à vingt marches d'un escalier assez bien construit. En se dirigeant vers la nef latérale droite, on se trouve bientôt devant la chapelle des morts, au-dessous de laquelle, est situé le caveau. On y descend par une échelle comptant une quinzaine d'échelons, au moyen d'une ouverture presque carrée et pratiquée au centre de la voûte, laquelle est en berceau et formée de gros moellons de granulite qui semblent se toucher.

Le caveau est rectangulaire ; il a environ huit mètres de long sur six de large et au moins quatre mètres de hauteur en prenant le milieu de la voûte. Le rectangle qu'il forme est parallèle au vaisseau de l'église. Les parois sont formées de gros moellons taillés en cubes et soigneusement joints les uns sur les autres. Le côté situé au midi, n'est séparé de l'extérieur, que par un mur dont il est difficile de savoir l'épaisseur.

Mais un fait qui nous semble hors de doute, en tenant compte du chemin parcouru pour monter dans l'église, et de celui accompli pour descendre dans le caveau, c'est que le fond de ce caveau est situé *au-dessus du niveau des rues* qui entourent cette espèce de terrasse, sur laquelle l'église est bâtie, de telle sorte que ce caveau est pour ainsi dire à la manière d'un placard comme appliqué contre le rocher qui supporte le monument religieux.

Ce fait, selon nous, a une grande importance, comme nous le montrerons dans un instant.

Le sacristain qui nous accompagnait nous raconta que, lorsqu'on découvrit le caveau à momies, il y avait plus de 159 cadavres, entassés un peu pêle-mêle, au fond du caveau ; que beaucoup n'étaient plus représentés, déjà à ce moment, que par leur squelette plus ou moins détérioré, mais qu'il y avait une trentaine de corps qui étaient très bien conservés et momifiés ; que plusieurs avaient été donnés à des Musées d'histoire naturelle et en particulier à celui de Montbrison, où l'on verrait encore actuellement deux de ces momies. Il ne sut pas nous indiquer si ces corps avaient été ou non enfermés dans des cercueils. D'après la position et l'attitude de plusieurs, la négative semble plus vraisemblable. Quoiqu'il en soit, le caveau contient encore, présentement, 23 cadavres momifiés. La plupart sont en très mauvais état, et c'est à peine si une dizaine sont assez bien conservés.

Ils sont tous hissés le long des parois Sud et Ouest du caveau. Ils sont placés dans des espèces de placards en bois de pin qui, autrefois, devaient être des vitrines, mais qui actuellement n'ont plus ni vitres ni portes. Ils sont retenus dans la position verticale au moyen de cordes. Ces 23 momies comprennent, autant qu'on peut en juger par la simple mesure du bassin et du thorax, des cadavres d'hommes et de femmes adultes ; ils sont dans des attitudes les plus variées ; mais qui toutes semblent exprimer la douleur ou l'effroi.

Les unes ont la tête retournée sur l'épaule, de telle sorte que le nez est situé perpendiculairement au-dessus de celle-ci. Une momie de femme, fortement cambrée sur elle-même, a la tête placée presque entre les cuisses, repliées elle-mêmes à angle droit, avec les deux talons très voisins des deux fesses. Elle a été trouvée couchée sur le côté, comme il est facile de s'en convaincre encore aujourd'hui. Une autre a l'une des jambes fortement repliée sous la cuisse, en forme d'angle très aigu. Les bras et les mains de ces momies sont dans toutes sortes de positions, chez l'une d'elles la main droite est fortement appliquée sur le sein gauche, la main gauche est pendante le long du corps ; la tête est renversée en arrière, et le visage regarde en haut, la bouche est largement ouverte, comme pour appeler au secours.

Une autre a les bras ballants et les deux mains appliquées sur la face antérieure des deux cuisses.

Mais les phalangines et les phalangettes sont nettement repliées à angle droit sur les phalanges, de telle sorte que les ongles des doigts semblent pénétrer dans les chairs. En général, le visage de toutes ces momies est toujours plus ou moins grimaçant et sur aucun, on ne retrouve le calme d'une mort naturelle. Au milieu de ces vingt-trois momies, il en est une qui domine toutes les autres. Le sacristain me la nomma un peu pompeusement : *le géant de Saint-Bonnet-le-Château*, titre que la momie que nous avons vue justifie assez bien. Selon lui, ce serait le corps d'un prêtre, ancien curé de la paroisse. Je ne sais pas sur quels documents ce brave homme appuie son hypothèse !

Mais ce qu'il y a de sûr, c'est que ce personnage qui est un brachycéphale, avait une taille bien au-dessus de l'ordinaire.

Nous l'avons déjà dit, l'état de conservation de ces momies laisse beaucoup à désirer, et sur plusieurs d'entre elles, on voit en certaines régions du corps le squelette à nu. Le sacristain nous affirma que, lors de leur découverte, elles étaient toutes en excellent état; ce qu'elles avaient commencé à se décomposer depuis qu'on avait voulu les enfermer dans des vitrines, et que c'était même la raison pour laquelle on en avait enlevé les portes.

Sept ou huit pourtant sont encore en assez bon état. La peau y est à peu près intacte, elle est parcheminée et brune, et fortement collée sur les parties sous-jacentes; en certains points, elle est recouverte par des lambeaux de chemises ou de linceuls en toile assez fine; chez plusieurs les ongles existent, aux mains et aux pieds; deux ont encore leurs cheveux qui sont roux. Les muscles des bras et des jambes sont absolument séchés et ratatinés comme de l'amadou, leur ensemble représente, aux cuisses par exemple, un paquet de cordes serrées les unes contre les autres. Les organes thoraciques sont aussi desséchés et en introduisant la main dans la poitrine, on trouve les poumons qui donnent, au toucher, la sensation d'un paquet de feuilles sèches. Les organes abdominaux sont à peu près complètement disparus, et le bassin ordinairement ouvert contient dans son fond une poussière noirâtre composée de débris organiques, de cadavres d'insectes et de leurs déjections, ainsi que nous l'avons constaté en étudiant ces détritus au microscope. Il semble donc qu'il y a eu tout d'abord après la mort, un commencement de putréfaction, qui s'est ensuite arrêté sous l'influence d'une cause que nous allons essayer de préciser. En premier lieu, il est certain que ces corps n'ont pas été embaumés. Ils ne portent, en effet, aucune trace d'embaumement quelconque. Il faut donc admettre un fait de conservation naturelle. Mais à quelle cause doit être attribuée leur conservation? D'abord, le sous-sol du caveau, qui est granitique, ne contient pas de fer d'une manière appréciable. Nous en avons analysé quelques poignées, que nous avons soumises à l'action de l'acide hydrochlorique étendu et bouillant, le liquide filtré et traité par le cyanure jaune de potassium, n'a pas donné de précipité bleu, par conséquent pas de fer. Il ne semble pas non plus contenir d'autres substances conservatrices; il n'y a ni filtration de liquide, ni émanations de substances gazeuses, de quelque manière, appréciables.

De plus, des morceaux de peau recueilli sur ces momies et analysés n'ont rien fourni d'anormal.

Il faut donc chercher une autre cause que la pénétration de substances chimiques conservatrices, comme agent momificateur de ces corps.

Nous croyons qu'on doit l'attribuer à la température relativement constante, à la sécheresse assez grande de l'air et à l'occlusion parfaite du caveau,

Voici, en effet, les indications que nous ont fournies les instruments dont nous nous étions munis.

En plein air et à l'ombre, le thermomètre marquait 13° et l'hygromètre 31°. Dans la chapelle des morts, au-dessus du caveau, le thermomètre donnait 17° et l'hygromètre 35°.

Dans le caveau, après une heure de séjour, le thermomètre indiquait 17° et l'hygromètre 40°.

La température du caveau, malgré sa profondeur, était donc la même que celle de l'Eglise située au-dessus, et de 4° supérieur à celle de l'air ambiant, ce qui n'a pas lieu ordinairement. D'autre part, le degré hygrométrique était de 4° supérieur à celui de l'Eglise et de 9° à celui de l'air extérieur. Mais bien que plus humide, néanmoins, l'air du caveau était cependant relativement sec, puisqu'il n'atteignait pas une demi saturation.

Tandis que nous examinions nos instruments, le sacristain nous fit remarquer, que la température actuelle du caveau était à peu près celle de toute l'année, et que le caveau, selon son expression, n'était pas chaud en été et pas froid en hiver.

Donc température relativement élevée, dans le caveau et probablement constante, avec air assez sec pour le lieu, Comment expliquer ce double phénomène? Simplement par la situation et l'exposition du caveau.

Nous savons déjà qu'il est tourné au midi, n'est séparé de l'extérieur que par un simple mur, et que son sol est très probablement situé au-dessus du niveau de la rue qui longe l'Eglise de ce côté-là. Or, le soleil, depuis son lever jusqu'à son coucher, darde en tous temps ses rayons sur ce mur, orienté comme on le sait déjà, du levant au couchant. Celui-ci, pendant les beaux jours s'échauffe, petit à petit, et communique au caveau une douce température qui, dans la saison très chaude, doit s'élever, un peu au-dessus de 17°. Quand l'époque des frimas survient, le caveau parfaitement abrité contre les vents froids, s'échauffe encore de temps en temps, quand le ciel est serein et que le soleil paraît, et ne perd que peu de chaleur par le rayonnement qui doit se faire à travers le mur en question, ce qui est sans doute relativement épais. L'humidité y est faible, parce qu'en réalité, il est creusé dans la roche granitique, où il n'y a pas d'infiltration d'eau, et qu'à mesure que la température s'élève, l'air ne peut pas, faute de liquide, se saturer. Le cadavre humain, placé dans des conditions semblables, doit donc perdre rapidement ses liquides et en se desséchant rendre impossible la marche en avant de la putréfaction.

Du reste, l'occlusion du caveau qui était si parfaite que, pendant bien longtemps, on n'en a pas connu l'entrée, a dû produire sur les microbes de la putréfaction, en favorisant la disparition de l'oxygène et l'augmentation de l'acide carbonique, le même phénomène dont nous avons déjà parlé.

Du reste, le même phénomène a encore lieu de nos jours, et le sacristain nous a montré de petits mammifères qu'il avait, depuis quelque mois, déposés dans le cerveau, pour voir, comme il nous a dit, ce qu'ils deviendraient. Or, ces animaux étaient parfaitement desséchés et momifiés. Les cadavres, une fois séchés, ont dû se conserver dans cet état jusqu'en 1837, où l'ouverture du caveau a permis à l'humidité du dehors d'y pénétrer, et aux insectes destructeurs des cadavres momifiés d'y faire irruption. C'est en effet, à partir de ce moment, que les momies ont commencé à s'émietter et à se désagréger. Telle est, croyons-nous, la cause de la conservation des cadavres de Saint-Bonnet.

Quant à la question de savoir comment ils se trouvent là réunis dans ce caveau, outre qu'elle n'appartient pas à notre sujet, il nous semble très-difficile, en l'absence de tout document historique, de pouvoir la résoudre. Les historiens de Saint-Bonnet parlent bien de victimes possibles de la guerre des Huguenots, mais les blessures qu'ils ont cru voir, surtout sur deux des momies, ne semblent pas réelles. Elles paraissent tout simplement dues aux ravages des insectes et des souris. Et, ce qui le prouve, c'est que : 1° les os sous-jacents qui devraient, sous le fait de semblables blessures être gravement endommagés, paraissent n'avoir subi aucune avarie ; 2° que les bords de ces prétendues blessures, surtout celle qui est censée représenter un coup d'épée, ne ressemblent en rien à une blessure faite sur le vif et ensuite desséchée, comme on en voit sur les momies d'Egypte à incisions.

Il faudrait peut-être, pour expliquer la présence de ces cadavres dans ce lieu, avec leur attitude de douleur et d'effroi, émettre une autre hypothèse. Et, si nous n'avions pas peur d'en grossir sans utilité le nombre, nous préfèrerions supposer, que c'est là un lieu représentant d'anciennes oubliettes. La configuration du caveau avec sa voûte en berceau, percée d'un seul trou carré à son centre, ressemble, en effet, à s'y méprendre, aux oubliettes des anciens châteaux-forts de l'époque féodale, qu'il nous a été donné plusieurs fois de visiter. Ce n'est là toutfeois, qu'une simple manière de voir. C'est pourquoi, nous n'y insisterons pas davantage.

Quoiqu'il en soit, il nous semble que nous avons là deux facteurs de conservation : la température assez élevée et la siccité suffisamment grande de l'air du caveau. On pourrait peut-être ajouter un troisième facteur aux deux que nous venons d'énumérer.

Ce serait ce que l'on pourrait appeler la *confination de l'air ambiant aux cadavres*, produite par les parois de la demeure sépulcrale.

Nous savons, en effet, que le corps, dans les conditions dont nous venons de parler, subit un commencement de putréfaction. Il y a dégagement considérable d'acide carbonique à l'extérieur, puis la putréfaction est suspendue, et le corps se momifie. Voici comment on pourrait peut-être expliquer le phénomène d'arrêt, dans l'acte de la putréfaction.

Nous savons, d'après les expériences de Kolbe, (*Journal für practische chimie*, vol. XXVI), que l'acide carbonique empêche, pendant assez longtemps, la putréfaction de la viande, et que sa présence dans l'air est nuisible, au moins aux espèces aérobies.

D'autre part, comme il reste encore trop d'oxygène pour que les anaérobies qui sont empoisonnées par ce gaz puissent végéter et se développer, il s'ensuit, que la putréfaction s'arrête, par disparition des microbes aérobies, et par impossibilité de l'apparition des microbes anaréobies.

En un mot, il y a trop d'acide carbonique pour permettre la vie des premiers ; il n'y en a pas assez pour celle des seconds. Et comme pendant ce temps, à cause de la température relativement élevée et sèche, l'évaporation marche rapidement, le corps perd bien vite la quantité d'eau nécessaire à toute vie et devient impropre à la végétation des infiniment petits. A partir de ce moment, le corps continue à se dessécher et à se momifier, complètement à l'abri de nouvelles attaques.

C'est un phénomène semblable de momification qui a dû se passer, à propos du cadavre d'un enfant trouvé le 22 mars 1850, au domicile de Mme Saillard, rue du Citoyen, 4, à Arbois.

Voici comment le Dr Bergeret, médecin à l'hôpital civil de cette localité, raconte le fait :

Un ouvrier plâtrier, en réparant une cheminée à la Rumfort, découvrit, au fond de cet espace triangulaire qui est compris entre le jambage de briques de la Rumfort, la partie latérale du manteau de la cheminée, et le mur contre lequel celle-ci est appliquée, le cadavre d'un enfant qu'on y avait introduit par une ouverture, pratiquée au moyen de l'enlèvement de deux briques, formant le couronnement du jambage.

Ce cadavre était desséché, momifié, mais son état de dessication n'avait point été provoqué par la chaleur du foyer, attendu qu'on n'y faisait plus de feu depuis un grand nombre d'années, et que durant l'hiver la chambre était chauffée par un poêle. Le corps de cet enfant s'était momifié parce que (avec une température moyenne) il était placé dans un milieu privé de toute humidité, dans un espace réduit dont l'air ne se renouvelait pas. L'occlusion, en effet, était complète, par le remplacement très exact des deux briques de jambage, qu'on avait enlevées pour y introduire l'enfant. Dans cette espèce de caveau hermétiquement fermé, il se trouvait donc dans des conditions analogues à celles de certains caveaux mortuaires et en particulier de celui de Saint-Bonnet-le-Château.

Voici un autre fait :

Le 26 janvier 1883, on trouvait à Paris, dans une maison du faubourg du Temple, enfermé au fond d'un placard, un enfant nouveau-né. Le cadavre, dit l'auteur de l'instruction judiciaire, avait les téguments et les organes sous-jacents à peu près intacts, mais presque complètement desséchés. Il est évident que là encore, la conservation naturelle ne pouvait être attribuée qu'à la température sèche et assez élevée du milieu ambiant jointe à l'influence de l'air confiné.

Enfin au mois de septembre 1890, le Dr Tebaldo Marini médecin-chirurgien à Volterra (Italie), nous faisait connaître le cas de deux momifications de fœtus, opérées à peu près dans les mêmes circonstances et qui furent trouvés le 23 octobre 1886, en parfait état de conservation. (v. *Lo sperimentale*, settembre, anno XLIV, tomo LXVI).

On ne saurait dire, que ces faits ne se passent que sur de très jeunes cadavres ; car le Dr Audouard, en août 1885, a observé un phénomène semblable, sur le corps d'une fille de 21 ans, assassinée à coups de hâche, dans un caveau de la maison du docteur, médecin de V. (Loire-Inférieure). Ce caveau était obscur. Il mesurait 2 m. 80 de large, 2 m. 20 de haut et 5 m. 6 de long. Après le crime il avait été refermé sur la pauvre fille et les choses étaient demeurées ainsi, pendant huit mois consécutifs. Or, au moment où le cadavre séché de Louise D... fut découvert, il était en si parfait état de conservation, qu'un instant, la justice crut à l'intervention de la science, dans ce fait singulier. Cependant, comme il fut démontré depuis, il n'en était rien, et la nature seule avait accompli cette magnifique momification. (V. la note du docteur Audouard).

Les capucins de Trapani, ville située à l'extrémité occidentale de la Sicile, et où Virgile fait mourir le vieil Anchise lorsqu'il dit, au livre III de l'Enéide :

Hinc Drepani me portus et illatabilis ora
Accepit hic, pelagi tot tempestatibus ætas
Heu ! Genitorem, omnis curæ casusque levamen
Amitto Anchisen

ont utilisé autrefois le phénomène de dessication par la chaleur pour dessécher les corps et les conserver indéfiniment.

« Un frère, dit M. Félix Baurquelot, *(Voyage autour du monde,* année 1869), me conduisit dans une salle où se distinguait, aux derniers rayons du soleil couchant, toute une population immobile et muette d'hommes et de femmes, diversement vêtus, dont les mains crispées, le visage desséché et grimaçant porte l'empreinte horrible de la mort et inspire le dégoût. Au-dessus de chaque personnage, une inscription de papier indique le nom qu'il a porté pendant la vie.... »

Mais la nature ne conserve pas seulement le cadavre humain, au moyen de la chaleur, relativement élevée, constante et sèche; dans les pays septentrionaux, elle le préserve de la corruption, par un froid rigoureux et permanent. Ceux qui ont voyagé dans le Groënland, dit Penicher, nous assurent que le froid extraordinaire de ce pays polaire, conserve les cadavres sans putréfaction, trente ou quarante années et même davantage. On se rappelle, en effet, la découverte que firent, il y quelques années, dans les glaces du nord, des chasseurs de bêtes fauves d'un mammouth datant des âges géologiques, alors que la chaleur était considérable au pôle, et qui était dans un état parfait de conservation. On sait aussi, que la nature couvre d'un peu de neige le voyageur qui gravit les hauts sommets des montagnes, puis, après des siècles, nous rend un corps sans altération.

Du reste personne n'ignore, que la congélation est un moyen, dont on se sert actuellement dans l'industrie pour conserver les poissons frais et les autres viandes comestibles. On sait pareillement, que plusieurs peuples des régions glaciales de l'Europe et de l'Asie mettent à contribution la basse température qui règne en hiver dans leur pays, pour conserver le corps de leurs enfants défunts à l'abri de toute putréfaction, quelquefois pendant plusieurs mois, jusqu'au moment où la fonte des neiges et la diminution du froid, leur permettent de les inhumer en terre libre. Les religieux de l'hospice du mont Saint-Bernard ont aussi mis à profit cette propriété du froid pour conserver et momifier les corps des voyageurs perdus dans les neiges des Alpes. La température du couvent, situé à 7200 pieds au-dessus du niveau de la mer, est rarement au-dessus de zéro, même en été. Dans la salle de la morgue, deux fenêtres directement opposées et toujours ouvertes y entretiennent un courant continuel d'air froid et les corps dressés le long des murailles s'y momifient lentement (Sucquet).

Les momies dues à l'action du froid retiennent la fraîcheur et la plénitude des tissus pendant des années et même des siècles, si les conditions de milieu restent les mêmes, dit Gannal, mais dans ces circonstances, l'action du froid n'a d'autre influence, que de suspendre le mouvement de décomposition; car à l'instant même où elle cesse, les tissus obéissent rapidement aux lois de la chimie organique.

« Ces corps glacés et conservés par le froid, dit Pénicher (*loc. cit*), ne sont pas plutôt approchés du feu ou exposés aux rayons d'un soleil ardent, qu'ils se fondent incontinent et tombent en pourriture. » C'est qu'en effet, ainsi que Macé le fait remarquer dans son traité de bactériologie, les recherches de Frankel et de Prudden, sur les bactéries de la glace, ont prouvé qu'une congélation même prolongée ne tuait pas les microbes, mais ne faisait qu'enrayer leur développement, qu'ils reprenaient aussitôt que le froid avait disparu (Macé, p. 69).

Les capucins de Palerme utilisaient autrefois le froid et la chaleur pour conserver les corps et les préserver de la corruption. Voici comment ils procédaient pour arriver à ce résultat. « Il existait, dit le Dr Sucquet (*loc. cit.*, p. 218), dans le couvent, un canal souterrain dans lequel coulait un ruisseau. Sur ce canal les religieux avaient établi une grille, sur laquelle ils déposaient leurs corps à nu. L'épiderme se décollait bientôt et le derme laissait transpirer et tomber dans l'eau les liquides profonds du corps, sans subir de décomposition, à cause de la basse température du lieu. »

Vers la fin de l'opération, les sujets étaient exposés à l'air libre, en plein soleil, ou placés dans des fours pour compléter leur dessication, puis ils étaient ensuite rangés méthodiquement dans une chapelle. M. Félix Baurquelot a visité cette chapelle et voici ce qu'il en dit dans le *Voyage autour du monde*, année 1869 :

« La route qui monte vers Montréal traverse un long faubourg où, malgré la poussière et les ordures, l'odeur dominante est celle des orangers de la plaine. Au pied de la colline, on laisse à droite le fameux monastère des capucins où tous les moines trépassés sont séchés, puis rangés comme des figures de cire dans les niches des galeries souterraines. Leurs frères encore en vie parfument d'eau de senteur et décorent de bouquets, de rubans, pendant les jours de fêtes, cette terrible collection de cadavres. Les femmes n'ont pas le droit d'entrer dans ces nécropoles ».

Enfin la nature conserve le cadavre par certaine qualité du sol.

Le sol sableux ou graveleux amène parfois dans nos pays aussi bien qu'en Orient la conservation des corps.

Nous citerons tout d'abord à l'appui de cette assertion le fait que Penicher rapporte dans son livre des embaumements.

Vers 1660, dit-il, M. de la Visée et son domestique ayant été assassinés à Paris et enterrés dans *le sable* sur le lieu même du crime, leurs corps furent trouvés après un an entier, et fort reconnaissables, sans qu'un manteau, qui était doublé de panne eût souffert la moindre altération.

En 1876, en fouillant dans les ruines du couvent de San-Isidro à Mexico, on a trouvé à deux mètres de profondeur, dans un sol formé de graviers, le cadavre d'un homme et d'une petite fille, qui d'après un vieux manuscrit du couvent, appartenait à la famille de l'empereur Montézuma et avaient été suppliciés par l'Inquisition. Tous deux étaient très bien conservés. Ils furent achetés par un barnum et à l'heure qu'il est celui-ci les exhibe. Ils courent le monde dans deux cercueils de cristal.

Voici un autre fait :

On guillotinait à Chartres, le 3 octobre 1874, un assassin du nom de Poirier. C'était un gredin de la pire espèce qui avait assassiné quatre ou cinq personnes et dont le procès avait fait grand bruit. Poirier était un homme d'une cinquantaine d'années, fortement charpenté et d'apparence très vigoureuse. Il marcha à la mort avec un certain courage et son exécution ne présenta pas d'incident.

La tête tranchée, le fourgon prit le chemin du cimetière qui était tout voisin. L'inhumation eut lieu dans une fosse toute prête et creusée d'environ cinq pieds. Cette fosse présentait cette particularité qu'elle était pratiquée non pas dans la terre, mais dans un lit de petits cailloux. Le corps fut couché sans bière au fond du trou avec sa tête entre les jambes. On fit pleuvoir dessus les minuscules graviers et quand il fut recouvert tout le monde s'en alla. En sortant du cimetière le bourreau, M. Roch, dit spirituellement ceci : « Je n'ai jamais vu un patient saigner comme ce gaillard-là, aussi est-il certain qu'il se conservera longtemps frais comme l'œil. »

Les prévisions de l'exécuteur des hautes-œuvres se sont réalisées mais dans des proportions qu'il ne prévoyait pas lui-même. Le 1er octobre 1883, en effet, en faisant des travaux de terrassement dans le cimetière, on mit à jour le cadavre de Poirier dont rien n'indiquait plus la place et on l'a trouvé complètement momifié. La peau était devenue presque noire mais aucune déformation né s'était produite. Au toucher, le corps était comme de la pierre. Quant au poids, il était relativement très minime. C'est évidemment aux propriétés particulières du terrain qu'est due cette conservation extraordinaire.

C'est qu'en effet dans l'état de sécheresse et de peu de cohésion où se trouvent ces sables, ils sont tout à fait propres à produire l'absorption des liquides cadavériques et à favoriser l'évaporation de leurs vapeurs plus légères que l'air. Tandis qu'ils retiennent assez facilement et assez fidèlement les gaz lourds tels que l'acide carbonique qu'un commencement de putréfaction dû à l'action hâtive des microbes aérobies a tout d'abord produit. Ces microbes qui ont besoin pour vivre de la présence de l'oxygène se trouvent dans des conditions d'existence de plus en plus difficiles, à mesure que la quantité d'acide carbonique augmente de plus en plus autour d'eux, par le fait de leur expiration ; enfin il arrive un moment où la vie de ces infiniment petits est absolument interrompue et à plus forte raison celle d'êtres plus élevées en organisation. Et comme, d'autre part, les microbes anaérobies, ainsi que nous l'avons déjà montré à props des caveaux mortuaires, ne sauraient non plus végéter, la putréfaction est suspendue.

Le cadavre plongé ainsi dans une atmosphère composée ou fortement saturée de gaz irrespirables se trouve donc, comme entouré d'une enveloppe protectrice et conservatrice, que ni les microbes ni les insectes ne peuvent désormais franchir. Il pourra donc se sécher et se momifier petit à petit.

Mais bien mieux encore que le sable et les graviers,

certains minéraux, contenus dans le sol, assurent la conservation du corps humain. En général, le phénomène peut se passer de deux manières bien différentes.

Tantôt la substance minérale est seulement déposée à la surface du corps par précipitation des liquides qui la contiennent; c'est de la silice comme dans les Geysers de l'Islande ou bien un carbonate de chaux comme dans la Fontaine de Saint-Allyre, près Clermont-Ferrand. Dans ce cas, le corps est simplement recouvert d'une couche plus ou moins épaisse, mais l'intimité de la substance n'est pas pénétré par la matière minérale. C'est ce procédé que M. le Dr Variot a voulu reproduire l'an dernier à l'aide de la galvanoplastie. Nous verrons plus tard ce qu'il faut en penser.

Tantôt, au contraire, la substance minérale, quelle qu'elle soit, pénètre intimement les différents éléments anatomiques qui, par leur ensemble, constitue le corps. La substance animale, dans ce cas, est plus ou moins parfaitement minéralisée. Ce phénomène, qui est une vraie réaction chimique, est souvent réalisé pour les végétaux, c'est la fossilisation; mais on la rencontre aussi parfois, dans la substance animale et en particulier pour le corps humain.

Un des plus beaux exemples que l'on puisse citer de ce genre de conservation est celui que nous fournissent les caveaux de Saint-Michel à Bordeaux. L'analyse que MM. Boucherie, Bermont, Gaubert et Preissac, dit le Dr Sucquet, firent de quelques restes humains bien conservés et recueillis dans ce lieu ne laisse point de doute à cet égard. Voici ce que ces docteurs racontent des momies de Saint-Michel à Bordeaux, qu'ils visitèrent en août 1837.

« Les cadavres qu'on montre à Bordeaux dans le caveau situé sous la tour Saint-Michel, y ont été déposés en 1793, à peu près dans l'état où nous les retrouvons aujourd'hui. Ils proviennent des sépultures de l'église et du cimetière qui était à sa porte. Une grande quantité d'os et de débris de parties molles désséchées et conservées, comme les cadavres entiers forment une couche de dix sept à dix-huit pieds, sur laquelle sont appuyées les extrémités inferieures de soixante-dix sujets ; dressés en cercle le long du mur et maintenus dans la position verticale par des cordes qui les retiennent. Les uns, dit-on, reposaient dans la terre depuis plusieurs siècles, d'autres depuis soixante et quatre-vingts ans au plus.

« Lors de notre visite, le 23 du mois d'août 1837, nous voulions constater avec soin l'état de ces corps, celui du milieu où ils se conservaient depuis plus de 40 ans, et, surtout, nous procurer des lambeaux de la peau et des muscles pour les examiner à loisir et les soumettre à quelques réactifs chimiques, qui puissent nous révéler la présence de l'élément conservateur.

« Nous ne pouvions espérer recueillir de la terre qui les avait recouverts, parce qu'ils étaient superposés à des débris jetés dans ce lieu, à l'époque où ils y avaient été renfermés. Après nous être munis d'un thermomètre qui donnait 24° R et d'un hygromètre à 34° (à l'air libre) l'un et l'autre, nous avons descendu 30 à 40 marches qui conduisent au caveau. La fraicheur ne nous a pas paru saisissante, comme elle l'est, pour l'ordinaire à cette profondeur pendant les ardeurs de la canicule. Nos deux instruments déposés sur le sol, nous avons procédé à l'examen des cadavres.

« C'est un étrange aspect à la lueur des flambeaux que celui de cet espace circulaire dont les parois sont tapissées de morts tous debout. L'œil va de l'un à l'autre involontairement et parcourt l'ensemble avant de se fixer aux détails.

« Quoique la plupart soient dans l'attitude des morts ensevelis, quelques différences dans la taille, dans la pose et dans l'expression de la physionomie produisent une impression étrange, mais confuse encore. Pourtant, il est un point où le cœur frissonne et s'émeut d'une émotion profonde, en ce point s'offre une malheureuse créature dans une position violemment contractée ; sa bouche horriblement ouverte et contournée, ses membres inférieurs fortement rapprochés du corps, ses bras, l'un torturé par la convulsion et jeté au-dessus de la tête l'autre replié sous le tronc et fixé à la cuisse par les ongles qui s'enfoncent dans les chairs, l'inflexion forcée du torse, tout donne l'expression d'une douleur ineffable, tout annonce une mort violente. Le malheureux a-t-il succombé dans cet état, ou bien enterré vivant a-t-il conservé cette position dans les angoises horribles de son réveil ?...

« La peau de toutes ces momies d'un gris plus ou moins foncé, desséchée et assez douce au toucher, fait éprouver la sensation d'un parchemin faiblement tendu sur des organes desséchés et de consistance d'amadou.

« Les articulations sont raides et inflexibles, la poitrine, le ventre et le crâne, examinés avec soin, ne laissent observer aucune incision, aucune ouverture régulière qui indique quelque trace d'embaumement, même des plus imparfaits. Les différents organes du visage, encore distincts chez quelques-uns, donnent de la variété à ces physionomies, deux ou trois portent les poils de la barbe assez bien conservés, les dents saines et recouvertes d'un émail brillant. Les extrémités supérieures et inférieures, exactement desséchées et entières chez beaucoup de sujets sont pourvues de toutes les phalanges ; la dernière pourtant est dépouillée de l'ongle. La peau soulevée, et considérée à sa partie interne est tannée comme à l'extérieur ; toute trace de tissu cellulaire a disparu. Les muscles séparés de la peau, ont la couleur, la consistance et presque la structure intérieure de l'amadou. La main introduite dans la poitrine y trouve quelques débris des poumons d'un réseau assez semblable à celui des feuilles des arbres, dépouillées de la partie charnue, on dirait une masse de feuilles disséquées par les chenilles et rendues adhérentes par les fils et la liqueur visqueuse que ces insectes y déposent. Les intestins, desséchés aussi, sont dans le même état.

« Tels sont les principaux détails qui se sont présentés à nous, dans le cours de notre examen : au premier aperçu il paraît étonnant que ces corps, extraits depuis plus de 40 ans du milieu où ils se sont desséchés, n'aient éprouvé aucune altération sensible dans un caveau situé profondément sous terre et surmonté d'une construction telle que la tour Saint-Michel.

« Revenons à nos instruments : peut-être nous aideront-ils à expliquer ce fait. Après une heure de séjour dans cette atmosphère, le thermomètre a passé de 24° à 18° et l'hygromètre de 34 à 42°, ce qui donne une différence pour le premier de 6°, pour le second de 8·, différence bien faible, si on la compare à celle des caves et autres lieux dans la même position apparente. Cet état thermométrique et hygrométrique de l'air toujours invariable, est, nous n'en doutons pas, une des circonstances les plus puissantes pour maintenir ces momies. A quoi, d'ailleurs, pouvons-nous attribuer ce double état de l'air dans le souterrain? Une fermentation lente, des mouvements de décomposition latente dans la masse énorme de débris d'animaux qui forment le sol de ce réduit, n'en sont-ils pas la cause probable? Nous le pensons et nous livrons nos idées à la méditation des savants.

« Notre but était atteint, nous avions constaté les faits et recueilli quelques parcelles de ces débris pour les soumettre à l'analyse. Après différentes épreuves sans résultat, quelques morceaux de la peau et du tissu musculaire placés dans l'acide hydrochlorique étendu d'eau et traités par l'ébullition, ont été dissous en totalité dans le liquide auquel ils ont donné une teinte d'un brun foncé. Cette liqueur filtrée et traitée par le cyanure jaune de potassium a fourni un précipité bleu très abondant et la preuve du fer a été ainsi démontrée.

« Dès lors, nous avons pensé que la conservation de ces corps était due à la présence d'un composé de fer, dans les terres où ils avaient été déposés. Mais le sang humain en renferme aussi, était-ce la portion de cet élément de nos tissus que l'expérience mettait à nu?

Une suite d'expérimentations comparées sur certains tissus des momies, d'une part, et sur les mêmes tissus desséchés au soleil, de sujets morts depuis peu de jours, d'autre part, nous ont prouvé jusqu'à l'évidence l'excès du fer dans les premiers ».

M. le Dr Sucquet, pour expliquer la pénétration du fer dans la substance animale, admet l'hypothèse de mouvements endosmo-anasmotiques entre le cadavre et le milieu ambiant qui contiendrait des liquides chargés de fer. M. le Dr Sucquet a vérifié son hypothèse à l'aide du bi-sulfate de soude marquant 20° à l'aéromètre de Baumé mélangé avec une solution de gélatine et placé dans un cercueil de plomb avec le corps d'un enfant de cinq à six ans. Après une expérience qui a duré treize mois, le corps fut trouvé en parfait était de conservation et tous les tissus avec leur couleur normale et leur beauté. Les phénomènes endosmo-exosmatiques ont donc eu lieu, c'est donc un fait à peu près semblable qui se passe dans le sol.

Il y a quelques années, des essais ont été tentés, en Italie, pour amener, au moyen de l'art, la minéralisation du cadavre. Le silence s'étant fait depuis sur la question, il est probable que le succès n'a pas couronné les efforts. Il y aurait peut-être quelque chose à l'avenir à tenter dans cette voie.

§ II. — La période théorique ou métaphysique

Cette période n'est, en réalité, qu'une imitation plus ou moins grossière de l'embaumement des anciens Egyptiens. L'art est presque éteint et tout est à refaire.

« L'indifférence profonde des Romains et des Arabes pour la dépouille mortelle et les croyances religieuses qui prescrivaient la crémation des corps, nous expliquent suffisamment. dit le Dr Laskowski (*l'Embaumement, la*

*conservation des sujets et les préparations anato-
miques*), pourquoi l'art de l'embaumement est tombé dans
un oubli profond, pendant une longue suite de siècles ».
C'est à peine, en effet, si durant tout le moyen-âge, ainsi
que nous l'avons vu dans les détails qui précèdent, nous
rencontrons en Europe quelques faits de conservation du
corps humain, conservation que l'on obtient presque
exclusivement en usant des phénomènes naturels de momification. C'est seulement vers la fin du xvie siècle et
pendant le xviie, au moment où le réveil et le développement des sciences naturelles et anatomiques ont
fait naître le besoin de conserver des collections, qu'un
mouvement très vif d'investigation des moyens en rapport
avec les exigences de ces sciences récentes s'est de nouveau manifesté.

Les anatomistes de ces tristes temps, persécutés,
gênés dans leurs études, dit le Dr Laskowski, obligés
de chercher dans les endroits retirés et obscurs un asile
pour n'être pas tourmentés dans leurs recherches,
trouvant des difficultés considérables à se procurer des
cadavres, cherchaient le moyen de les conserver le plus
longtemps possible.

Malheureusement leur mode d'investigation était
défectueux et la méthode métaphysique qui régnait alors
en souveraine, avec ses idées préconçues et ses théories
abstraites, ne devait leur permettre d'arriver qu'à de bien
maigres résultats.

Pénicher, dans son traité des embaumements nous fait
connaître le but qu'on se proposait d'atteindre alors.

Langage et théories, dit le Dr Sucquet, tout nous
paraît étrange aujourd'hui dans cette science sortant
encore des ombres du Moyen-Age.

On composa des baumes. Le baume est alors formé « de
différentes matières, tant solides que liquides, propres à
empêcher la pourriture, soit par la vertu aromatique des
soufres et des sels volatils des médicaments qui entrent
dans sa composition, soit par une amertume considérable,
qui consiste en des particules très pénétrantes dont la
propriété est de conserver et d'atténuer les parties crues
qui disposent et précipitent le cadavre à la corruption,
soit par les remèdes qui dissipent et absorbent toutes les
humidités putréfiantes, soit par leur viscosité, qui
agglutine les parties qui se fermenteraient et se cari-
fieraient trop facilement, soit enfin par leur astriction
qui, fixant les mêmes parties, empêche la résolution du
tout ».

On comprend que, pour remplir des indications aussi
variées, aussi subtiles et aussi délicates, il fallait avoir
recours à un grand nombre de moyens. Aussi ne pourrait-on jamais imaginer aujourd'hui la réunion bizarre
des substances qui furent appelées à l'honneur d'entrer
dans les formules des baumes. Un thé, demeuré célèbre
à la scène comique, ne pourrait en donner encore une
idée. Tous les règnes de la nature étaient mis à contribution, ainsi que nous allons le voir dans les développements qui vont suivre où nous examinerons les divers procédés qui eurent cours à cette époque.

Ils furent assez nombreux, car chaque anatomiste
prétendait posséder à lui seul un moyen spécial et
infaillible d'arrêter la putréfaction

Pénicher rapporte qu'il y avait alors cinq manières d'embaumer les corps « La première, dit-il, qui est tirée de la
Sainte Ecriture, n'empêchait pas que les corps ne fussent

bientôt altérés, puisqu'on n'ôtait pas les viscères qui causent la corruption.

« La seconde est celle où l'on se contente de vider et de nettoyer seulement les cavités qui contiennent les entrailles, le cerveau et les autres parties molles, les remplissant ensuite de poudres aromatiques avec des étoupes et du coton.

« La plus usitée et la plus parfaite qui se pratique est la troisième, qui consiste à faire des incisions à toutes les parties du corps (comme nous le verrons dans la suite.)

« On pourrait en ajouter une quatrième qui n'a pas lieu à l'égard des corps maigres et décharnés. Elle ordonne d'ôter les graisses et les chairs, en sorte qu'il ne reste que la peau et les os.

« Enfin, il y a une dernière méthode d'embaumer les corps, laquelle s'exécute en faisant de petites ouvertures à certaines parties, sous les aisselles, aux mains, aux aines et à l'anus. »

Voilà ce que nous dit Pénicher. Mais examinons de plus près et avec quelques détails les principales méthodes de la période métaphysique.

Au XIIe siècle, l'art d'embaumer consistait à faire de larges incisions au corps, à le saupoudrer de drogues et à l'envelopper dans une peau de bœuf tannée. C'est ainsi, que fut préparé Henri I, roi d'Angleterre, à Rouen, en 1135. L'odeur qui se dégagea fut tellement infecte, qu'elle emporta, dit-on, l'artiste opérateur (Dr F. Martin).

Mais c'est seulement vers la fin du XVIe siècle que l'illustre anatomiste hollandais Ruysch fit les premières tentatives sérieuses d'embaumement. Il prétendait connaître les moyens de conserver le corps humain dans une intégrité complète, avec sa forme, sa couleur, son volume, et même la mollesse de sa chair. Mais on peut affirmer, que c'est là une chose impossible, attendu que rien ne peut empêcher l'évaporation naturelle de l'eau contenue dans le corps. M. Sucquet qu'on peut considérer, comme un maître dans l'art des embaumements, a fait un grand nombre de recherches, pour arriver à un résultat satisfaisant. Il n'y est point parvenu. Cependant, il est certain que Ruysch était arrivé à conserver pour un temps au moins, un grand nombre de pièces anatomiques d'une beauté remarquable. Sa fameuse collection, ainsi que le manuscrit dans lequel il faisait connaître la composition de la liqueur conservatrice dont il se servait, furent achetés par Pierre le Grand, 30.000 florins. D'après Burggrave il ne reste rien aujourd'hui des pièces qu'il avait préparées, et Geoffroy qui fut chargé en 1773 de faire des expériences, d'après le manuscrit de Ruysch, n'est arrivé à aucun résultat satisfaisant. On croit savoir actuellement que la *Materies Ceracea* de Ruysch était du suif additionné de cire blanche et de cinabre, et que le liquide dans lequel il conservait ses pièces, était l'alcool de grain additionné de poivre noir (V. Hyrst, *Handbuch, der prakt-zergliederungskunst*).

« Pour l'honneur de la mémoire de Ruysch, dit Sucquet, il vaut mieux conclure à l'illusion qu'à l'improbité du savant. »

Swammerdam, naturaliste de mérite, compatriote de Ruysch prétendait aussi posséder un moyen de préserver le corps humain de toute altération après la mort. Tout ce qu'on sait de ses procédés se trouve dans une note de Strader son traducteur, dans l'édition des œuvres d'Harvey.

Voici comment il s'exprime :

« Je vais publier, dit Strader, tel qu'il m'a été communiqué le procédé admirable auquel a bien voulu m'initier autrefois le Dr Swammerdam, qu'on ne saurait trop louer. Or, il faut qu'on prépare un vase d'étain d'une grandeur suffisante pour contenir le corps qu'on veut embaumer, qu'on y mette, à une distance d'environ de deux doigts du fond, une petite claie de bois percée de petites ouvertures ; que sur cette claie on place le cadavre et qu'ensuite qu'on verse de *l'huile de térébenthine* à une hauteur de trois doigts ; qu'on tienne en repos le vase, légèrement et de moins en moins hermétiquement couvert pendant un espace de temps déterminé ; de cette manière, cette huile d'une nature pénétrante s'infiltrera peu à peu dans les pores du cadavre sur lequel on l'a jetée, et expulsera la partie aqueuse, cause principale de la fermentation qui tend à corrompre. Cette partie aqueuse descendant par la propriété de gravité, et se distillant à travers la chair, occupera, avec le temps, l'espace entre celle-ci et le fond, et pendant ce temps, la partie la plus subtile du baume s'exhalera, à cause de l'herméticité moins grande du vase ; plus elle s'évaporera, plus le corps s'endurcira et s'imbibera du marc épais de l'huile, dont l'effet pourrait se comparer à celui d'une moelle gommeuse ; il pourra, par conséquent, demeurer hors du liquide et en plein air sans se corrompre, sans qu'on ait à craindre la putréfaction ni les vers. — Quant au temps qu'il faut conserver le cadavre dans le baume, il varie selon la différence des choses à conserver ; tel est l'espace plus ou moins long qu'on doit observer.

« L'embaumement d'un embryon de six mois s'accomplit presque en autant de mois ;

« Le squelette de ce même embryon n'a besoin que de deux mois environ ;

« Les membranes du cœur, trois mois ;

« Les vaisseaux du foie et du placenta, dégagés de leur chair, un mois ;

« Les vaisseaux de la rate, dix jours ;

« Les intestins, un mois.

« On assignera, ainsi de suite, pour les autres vaisseaux, un certain temps, qu'il ne sera pas difficile de trouver ni de déterminer par l'expérience.

« Il faut, toutefois, faire attention à ce que, pendant cette opération, les parties soient un peu serrées et comprimées dans une proportion égale et convenable ; la coction du corps empêche que la peau ne contracte des rides, soit qu'on la fasse avant la déposition dans l'huile, soit après que le cadavre y est resté plongé pendant deux mois. Pour que le sujet conserve toute sa beauté et sa blancheur naturelle, il le macère dans une préparation d'alun, pendant quelques jours avant qu'on ne l'embaume. Pour que les membres conservent une forme et un état convenables, on doit les plonger dans le baume au commencement de l'hiver, vers le mois de novembre, pour les exposer ensuite à la rigueur du froid, non pour les geler, mais pour les endurcir légérement.

« En suivant ce procédé avec soin, on détruit entièrement tous les germes de putréfaction cachés dans le corps, à tel point que les entrailles se pénètrent profondément de ce baume, et qu'elles peuvent résister aux atteintes éternelles de l'air.

« Que si l'on veut conserver une partie sans le procédé ci-dessus mentionné, il faut, d'abord, en extraire le sang par une saumure, en tirer le sel au moyen d'eau pluviale, et, après l'avoir mis dans l'ombre pour qu'elle ne se pourrisse pas, l'enduire d'un mélange composé de trois quarts d'huile de térébenthine et d'un quart de mastic, de manière qu'elle acquerra une brillante apparence, et même une sorte de croûte légère, surtout si l'on introduit dans la préparation une plus grande quantité de mastic.

« Quant à la préparation des membres et de toutes les parties qui en dépendent, on doit observer un procédé particulier ; il faut bien sécher les vases, quelle que soit leur matière, et y placer ensuite des bagues bien appropriées à la cavité, et préalablement enduites de suif, qu'on retire avec soin quelques jours après. Ainsi, les membres, grands et petits, doivent être placés dans du coton bien imbibé de suif, être étendus dans toute leur longueur, comme, par exemple, on étend les toiles des vaisseaux capillaires sur des bâtons enduits de suif, d'où on les retire facilement à l'aide d'un peu de feu qu'on place au-dessous, et qui fait ainsi fondre le suif.

« Mais j'en ai assez dit pour cette fois ; peut-être, plus tard, aurai-je une occasion plus favorable de rapporter d'autres faits semblables et même plus admirables , car j'ai vu chez Swammerdam, dont j'ai parlé plus haut, diverses pièces embaumées avec tant de talent, qu'outre toutes leurs propriétés naturelles, elles avaient aussi celle d'être continuellement molles et flexibles ; je dois m'en tenir à la transmission de ce procédé, pour ne point diminuer l'éclat de la belle œuvre que je viens de décrire, en en introduisant une encore plus belle sur la scène, etc.

Strader nous affirme que, cette méthode endurcit tellement les cadavres et leurs parties, qu'ils ne perdent rien de leur substance, qu'ils ne changent ni de couleur ni de forme, qu'ils laissent à l'anatomiste tout le loisir désirable d'examen sans présenter ni l'effusion du sang, ni la malpropreté dégoûtante qui répugne aux praticiens trop délicats.

Malheureusement Gannal nous dit que, séduit par la précision des détails fournis par Strader, il expérimenta les procédés de Swammerdam et il ne fut pas plus heureux avec lui, que Geoffroy ne l'avait été avec Ruysch un siècle auparavant.

De son côté, le D' Sucquet nous avertit que, malgré le lyrisme de Strader, il ne croit pas aux corps endurcis par Swammerdam, avec leurs formes et leurs couleurs naturelles. D'autant qu'aucun témoignage matériel de ces résultats tant admirés autrefois n'est parvenu jusqu'à nous.

On trouve dans le tome LIII de l'ancien *Journal de médecine, de chirurgie et de pharmacie*, le procédé d'un autre Hollandais, de Bils, qui prétendait également posséder un moyen de conserver toutes les parties du corps humain.

« L'auteur conseille d'avoir une caisse d'étain sans couvercle, ayant huit pieds de longueur, deux de largeur et trois de hauteur ; cette caisse est renfermée dans une autre de bois de chêne très sain, dont les jointures sont maintenues solidement par des bandes de fer ; elle doit fermer exactement et être munie d'un fort couvercle. On met dans la caisse d'étain soixante livres d'alun de Rome, autant de poivre, et cent livres de sel gemme. On verse sur ce mélange seize cents livres d'excellente eau-de-vie, avec environ huit cents livres de bon vinaigre. Après avoir bien agité ce mélange avec une spatule en bois, on le laisse macérer pendant une ou deux heures. Pendant ce temps, on fait l'incision cruciale assez grande pour que la liqueur puisse imprégner toutes les cavités. On pratique une autre incision cruciale à l'occiput et l'on en enlève une pièce de l'os, sans rien enlever de l'intérieur du crâne. Pour augmenter l'effet antiseptique de la liqueur, on peut injecter de l'eau-de-vie dans les intestins et les nettoyer ainsi. Après cela, on enveloppe le corps dans une toile fine qu'on lie avec un cordon de soie, au-dessus de la tête et des pieds. Alors on le suspend dans la liqueur au moyen d'un cordon de soie, des pieds et de la tête, qu'on fixe sur un cadre de bois, de manière que le corps soit recouvert d'environ deux pieds de liqueur.

« On étend ensuite sur la caisse d'étain des couvertures de laine bien épaisses, on y baisse le couvercle de bois et on lute les jointures avec de la cire. Le troisième jour de l'immersion, l'on en sort le mort et on l'y remet pendant vingt-sept autres jours. On le renverse alors sur le ventre pour en faire couler la liqueur, et on lave les cavités avec de l'eau-de-vie. Après avoir remué le mélange, on y replace le corps, en ayant soin de n'en point détacher les cheveux, l'épiderme ni les ongles, qui tiennent alors fort peu. Après les trente jours, on le place dans une autre caisse remplie de la même composition, et on l'y laisse pendant trente autres jours ; alors il est beaucoup plus ferme ; on peut le manier plus facilement, peigner les cheveux, etc. Après avoir lavé la peau avec une éponge douce, on peut l'exposer à l'air plusieurs jours et l'habiller, si on le désire.

« Après que l'on a bien nettoyé la première caisse, y on verse la même quantité de vinaigre et d'eau-de-vie avec :

Aloès.
Myrrhe. } de chaque, 44 livres.

Mastic
Noix muscades
Girofle
Cannelle } de chaque, 20 livres.

Le tout en poudre.

« Le corps reste en macération dans ce mélange pendant deux mois. Au bout de ce temps, on le lave avec la partie liquide de cette teinture alcoolique ; on replace dans le ventre tout ce qui a pu en sortir et on le fait sécher. Au moyen d'un feu doux on fait sécher les matières du bain ; on les fait servir de première couche pour le cercueil où le mort doit être conservé. Si l'on veut obtenir une momie incorruptible, on le fait sécher dans un petit local bien fermé, qu'on chauffe fortement. Dans cette sorte d'étuve, on brûle aussi tous les jours deux livres d'encens et de mastic ; de temps en temps on doit retourner le corps et en essuyer l'humidité. La dessiccation, qui ne fait que rendre la momie plus parfaite, étant terminée, on la frotte avec un liniment composé de :

Ambre gris . . . .   6 onces.
Baume du Pérou. . . . . .   8 onces.
Huile de cannelle. . . . . .   4 onces.

« On la place alors dans une caisse d'étain, renfermée dans une autre de plomb. »

Voici ce que M. le Dr Sucquet nous dit du procédé de de Bils.

Le procédé de de Bils dit-il devait certainement être

efficace. Mais que nous faut-il penser de la science qui s'honorait d'avoir à sa disposition des moyens aussi longs qu'ils étaient difficiles, ingrats et répulsifs ?

De telles méthodes ne pouvaient jamais entrer dans la pratique de tous les jours. Il fallut instituer une opération plus simple, plus rapide, plus en rapport avec les mœurs publiques.

Nous terminons l'énumération des procédés de cette époque par le suivant que nous fait connaître Philibert Guibert, escuyer, docteur régent de la Faculté de Médecine de Paris en 1633, dans son traité d'embaumement intitulé : *Le médecin charitable enseignant la manière d'embaumer les corps morts.*

Guibert commence son travail par le quatrain suivant :

> Guibert par cy devant en dépit de l'envie,
> A donné les moyens de conserver la vie,
> Embaumer les corps morts, il montre maintenant
> Pour sans corruption les garder longuement.

Puis il donne la raison pour laquelle il a écrit son traité d'embaumement.

« Je me suis souvent émerveillé, dit-il, de ce que maintenant on embaume si mal les corps deffuncts qu'un peu de temps après ils se corrompent tellement qu'en quelque lieu qu'ils soient posés, on ne peut souffrir leur odeur; de sorte qu'il les faut aussitôt mettre en terre bien profondément, dont s'en suit la plainte des parens contre les chirurgiens, quoy que ce ne soit leur faute ».

C'est pourquoi il se rendra au désir de quelques gens d'honneur et de qualité qui l'ont prié d'écrire la manière d'embaumer les corps morts, faire les baumes et autre chose concernant l'embaumement, afin de les conserver

le plus longtemps que faire se pourra. Ce qu'il a fait en
ce traité d'aussi bonne volonté, comme il a voué son service au public. Il décrira la façon de vider les trois ven-
tres et faire les incisions sur les parties musculaires, puis
il traitera du vinaigre composé, des baumes, enfin du
liniment pour frotter tout le corps, après qu'il est embaumé.

Il supplie ensuite le chirurgien de ne pas faire payer
trop cher. « Mais je supplie le chirurgien, dit-il, qui
fera le baume et l'embaumement de ne se rendre rigoureux au payement des drogues qu'il fournit pour faire le
dit baume et de son salaire et qu'il s'en fasse payer rai-
sonnablement, car la médecine dont la chirurgie fait partie
est un art libéral qui doit être exercé honorablement. »

C'est après ce préambule à son ami le lecteur, que
Guibert commence la description de son procédé, de la
manière suivante :

« 1° Faire une incision depuis le bas du menton allant sur
le bas du sternum, suivant la ligne blanche et descendant
jusqu'à l'os pubis.

« Celle qui est sur la poitrine et le sternum sera profonde
jusqu'à l'os et celle qui est au ventre inférieur pénétrera
jusque dans la cavité. Puis il séparera ensemble le cuir
et les muscles situés sur la poitrine et ce joignant les
côtes, tant du côté dextre que senestre jusqu'à l'endroit des
aisselles.

« 2° Cela fait, les cartilages du sternum seront coupés de
part et d'autre, puis le sternum sera enlevé en coupant le
médiastin.

« 3° Ensuite tout en haut et au commencement de l'incision
qui est à la gorge, il coupera de travers le haut de la trachée
artère et l'œsophage et tout de suite après, il abaissera et

tirera contre-bas le fagaïe, les poumons et le cœur avec son
péricarde jusqu'au diaphragme.

« Faut ensuite couper tout le tour du diaphragme, le sépa-
rant le plus proche que l'on pourra de son tour où il est
attaché en rond, et tout à coup on tirera contre le bas, tout
ce qui est dans la poitrine et le ventre inférieur, plus
nettement que faire se pourra et mettez toutes les dites
entrailles dans un grand bassin. On nettoie avec une grande
éponge le sang écoulé des artères et des veines.

« 4° La tête et le crâne sera sciée tout à l'entour proprement
-ment, comme l'on fait à l'anatomie, ayant premièrement
incisé le cuir et râclé fort le péricrâne, au droit de l'incision
et l'ayant ouvert on considèrera le cerveau. »

Guibert dit ensuite, qu'après l'avoir enlevé on le mettra
dans le bassin avec les entrailles, on placera ensuite le tout
dans un petit baril avec le sang et les graisses pour être
déposé en terre.

Il indique le procédé pour embaumer le cœur si la famille
le désire et revient ensuite à l'embaumement du corps proprement dit.

La tête, poitrine et ventre inférieur étant ainsi videz et
nettoyez on commencera à les embaumer.

Commençant à la teste tout le dedans de laquelle ayant
été bien lavé et estuvée, avec l'un des dicts baumes ou avec
de bonnes étouppes de coton dont on fera lit, que l'on arran-
gera l'un sur l'autre, lesquels estans mouillez du dict vinaigre composé et rempli de baume seront posez ainsi que le
dict est, jusqu'à ce que le crâne soit remply.

Ce qu'estant l'autre partie dudit test qui le couvrira,
ayant esté étuvée du dict vinaigre et sinapisée de baume,
sera tout autour proprement recousu avec la suture du
pelletier.

On fera le semblable à la poitrine, dedans et dehors
comme l'on a faict à la teste ayant (auparavant qu'estuver
les dites parties avec le dit vinaigre), percé profondément
de trois endroits avec un gros poinçon ou grosse lardoire
propre à cela, les muscles et chairs jusqu'au crâne sans
toutefois le percer tant pour faire écouler le sang des veines

qui s'y rencontrent, qu'afin que le dit vinaigre y puisse
pénétrer, ainsi fera-t-on au ventre inférieur. On remplira
les trous des oreilles comme aussi les narines et la bouche
des disctes estouppes en coton mouillez du dit vinaigre et
remply de baume.

« Le penis et les bourses seront ainsi embaumés. Ayant
fait une incision depuis le bout du gland, au-dessous
passant droit par les lignes du scrotum, coupant l'urethère
et partissant à moitié le dict scrotum profondément jusques
au périnéum. Toutes les dites parties seront étuvées du
dit vinaigre et remplies de baume et recousues proprement.
Les susdites parties ainsi bien embaumées, faudra faire des
incisions profondes et longues ès bras, dos, fémur, cuisses,
jambes, et principalement à l'endroit des grandes veines et
artères afin d'en faire sortir et tirer le sang avec les dites
éponges, lequel le corromprait et pareillement aussi pour
après les estuver du dit vinaigre et plonger le baume
faisant ainsi. Premièrement on fera une incision pour les
bras qui commencera depuis le haut, sous l'aisselle laquelle
se continuera jusques au poignet, de profondeur jusqu'aux
os et par le même moyen en couper les dites veines et
artères auxiliaires et autres : puis avec le gros poinçon ou
lardoire on percera profondément les muscles et chairs de
tous côtés (sans percer le cuir comme dit est, après on
les étuvera du dit vinaigre et emplira les incisions avec
étouppe et coton trempés dans le dit vinaigre et remply
de baume, les recousant proprement avec la suture du
pelletier. Au dedans des cuisses, on fera le même que
l'on a fait au bras, commençant l'incision depuis les aisnes
et la continuant jusqu'aux genoux, coupant les veines
crurales poplitées, etc., perçant les muscles et chairs
profondément de tous costez et les estuvant du dit vinaigre
et remplissant les incisions d'étouppes en cotton trempez
du dit vinaigre bien remply de baume le recousant comme
dit est.

« Cela ainsi fait, on retournera le corps sur le ventre et on
fera une incision sur le dos de chaque côté, depuis l'émonc-
toire au-dessous de l'oreille continuant sur l'omoplate, coupant en passant les internes et externes jugulaires et les

artères carotides qui sont au col, faisant bien écouler le
sang et conduisant la dite section le long du dos aux fesses,
cuisses, gras des jambes jusques aux os ayant escoulé le
sang, percé les chairs, estuvé et remply de baume les incisions comme dict est bien et décemment.

« Aux paumes des mains, on fera une profonde incision par
le milieu depuis le poignet en dedans jusque à l'entredeux
du doigt médius et médicus, comme aussi aux plantes des
pieds, puis le talon jusques au mitan des doigts de chaque
pied, perçant les muscles de tout cela profondément, sans
percer le cuir et les estuvant et emplissant de baume, les
recousant proprement, pour le regard des doigts des mains
et des pieds on fera à chaque doigt une longue incision en
dedans, laquelle on estuvera du lit du vinaigre et emplira
de baume et recoudra de quelque poinct d'esguille.

« Le corps ainsi embaumé, sera oinct extérieurement de
toutes parts de térébenthine commune ou de résine dissoulte
en huile commune au rosat ou d'aspic, puis couvert d'un
linceuil de toile cirée, mis dans un cercueil de plomb et y
estant posé le vuide du dict cercueil sera remply d'huiles
aromatiques sèches comme de l'absynthe thim, scordium,
marjolaine, et autres, des actes ci-apres aux baumes puis
sera fermé et bien soudé.

*Description du vinaigre composé pour estuver tiéde les
parties avant que d'y appliquer un des baumes suivants.*

« Prenez absinthe séche ou verte, cinq ou six poignées que
couperez par morceaux, avec gros ciseaux ou couteau, trente
pommes de coloquinte, que couperez en quatre sans jeter
semence, alun de Rome et sel commun, de chaque une
livre, faites le tout bouillir dans 14 pintes de bon vinaigre
qui reviennent à 11 ou 12 pintes coulées et exprimées et
sera ledict vinaigre faict, duquel on se servira comme
dict est.

« Si on ajoute 2 pintes de bonne eau-de-vie, il aura encore
plus d'efficacité et sera excellent.

Baume de quatre sortes pour soupoudrer et plonger dans les parties.

« 1° Prenez sel commun sec et alun de Rome ou de glace de chacun une livre en faire poudre, laquelle sera mise à part.

« Puis prenez herbe à baume (dit meuta hortensis), absinthe, menthe d'eau, sauge, rosmarin, origan calament sariette pouliot, thim, coq (dit costus hortensis) centaurée majeure et mineure, scordium, de chacun six poignées, sechez, pilez et passez au tamis de crin. On mélangera cette poudre avec la précédente, qui fera le baume duquel on usera.

Description du second baume.

« Prenez hysope, thim, sauge lavande, rosmarin, absinthe, marjolaine, rue, matricaire, scordium, de chaque 8 poignées. Iris de Florence, gingembre, poivre commun, pirettre, roses rouges sèches de chaque 1/2 livre, sel commun 1/2 livre.

« On pulvérisera toutes ces plantes, on les passera au tamis et on mélangera le sel pulvérisé.

Description du troisième baume.

« Prenez souchet, iris de Florence, gentiane, escorce de citron et d'oranges, gingembre, bayes de genièvre, noix de cyprès, benzoin, encens, aloès, myrthe, canelle, clous de girofle, de chacun 1/2 livre. Rosmarin, sauge, lavande, aneth, origan, cyprès, absinthe, mélino, thim, scordium, de chacun 8 poignées. On triturera le tout dans un mortier, on passera la poudre et on l'emploiera avec le baume constitué.

Description du quatrième baume.

(Dit de nécessité ne pouvant pas faire l'un des précédents).

« Lavez incisions avec du vinaigre composé. A son défaut avec de l'eau de mer ou salée. Prenez cendres de *serment* où bois de chêne. passez par le tamis, plâtre aussi tamisé, melez ensemble, et sera le baume duquel on usera.

On peut remplacer le plâtre par la chaux éteinte et séchée par le tan pulvérisé.

*Description des liniments pour frotter tout le corps après
avoir esté embaumé.*

« Prenez huile d'olive ou d'aspic ou autre une partie, tere-
benthine de Venise du commerce deux parties ferez ainsi
ledit liniment. Faites chauffer l'huile sur un peu de feu,
puis y ajoutez la térébenthine laquelle se dissoudra avec
l'huile, en les remuant ensemble doucement avec l'espatule
et sera le liniment fait, duquel on oindra tiède tout le corps ».

Il est impossible d'entrer dans des détails sur la description des baumes, des recettes, des mixtures, les plus
bizarres qui ont été employés pour la conservation des
cadavres et dans lesquels on rencontre les substances les
plus variées que l'imagination la plus prolixe a pu inventer. C'est une poly-pharmacie complète, sans aucune base
sérieuse et dépourvue de valeur scientifique. Nous indi-
querons seulement par exemple, les substances qui ont
été employées, pour l'embaumement du corps du pape
Alexandre VI. La formule en est relativement simple,
elle ne contient que 14 substances prises à partie égale,
tandis que celle faite pour l'embaumement de M. le Dauphin en contenait 56 et dans les proportions les plus
diverses. C'est la myrthe, l'aloès socotrin, le santal, le
bois d'aloès, l'aloès caballis, le suc d'acacia, le suc de
macis, le suc de noix de galle, le musc, le cumin, l'alun
calciné, le sang de dragon, le bol d'Arménie, la terre
sigillée.

Penicher, ancien garde de marchands apoticaires de
Paris, découvrit un peu plus tard, en 1699, un procédé
d'embaumement semblable à celui du Dr Guibert, il ajoute
seulement des manœuvres spéciales, lorsque le corps embaumé doit être transporté plus ou moins loin.

« Dans ce cas, après avoir vidé le cerveau par un large trépan, fait au derrière de la tête, dit-il, avoir ôté les viscères, le gésier, les membranes, sacrifié les parties charnues et les avoir purgées du sang et des autres serosités, on doit mettre le cadavre dans des lotions ou dans des saumures dont on choisira les matières selon le lieu et la saison où l'on se trouvera et au bout de quelques jours de macération, le sujet étant bien égoutté, on insinuera dans le vide du crâne de la cire neuve fonndue ; après quoi, on remettra la pièce du crâne enlevée, on recoudra la peau, on emplira pareillement la poitrine et le bas ventre de cire fondue, et on les recoudra, ensuite on appliquera dans les scarifications des poudres, des aromates ou des herbes que le pays pourra fournir ; on bandera le corps exactement avec des bandes de toile imbibées dans un des liniments sus-dits, et, à leur défaut, dans de la térében-thine ou dans une teinture de myrthe ou d'aloès dont on le frottera avec des grosses brosses, ensuite de quoi, on placera le cadavre (ainsi qu'on la fait à ceux d'Alexandre et d'Agésilans) dans un cercueil rempli de bon miel, de sorte qu'il en soit partout pénétré et environné, tant par dedans que par dehors, et après qu'on aura mis ce cercueil bien soudé dans un autre de bois bien poissé, on le transpor-tera au lieu destiné. Là on le lavera avec de l'esprit de vin avant de le montrer au public ».

« Que pourrais-je dire de semblables opérations, se récrie le Dr Sucquet ? La lecture seule de leurs détails fait frémir et je n'ose pas croire qu'aucune d'elles pût être pra-tiquée maintenant devant ceux qu'un sentiment affectueux porte à désirer un embaumement, mais ce n'était pas assez pour ces méthodes d'être irrespectueuses et barbares, elles étaient encore ordinairement sans valeur.

« Les tombes de cette époque n'ont rendu le plus souvent que des amalgames informes d'os et de poudres noires plus ou moins altérées elles-mêmes. Comme toute cette lourde science était loin de la simplicité et de la vérité de l'embaumement égyptien qu'elle voulait imiter pompeusement.

« Les Egyptiaques européens ne s'inquiétaient même pas de la dessication. Ils concentraient sous leurs vernis et sous leur sparadrap imperméable les liquides que les tissus retenaient encore et qui devaient être la condition d'une fermentation prochaine. »

Cependant cette méthode malgré tous ses défauts amenait parfois, il faut bien le reconnaître, des conservations réellement remarquables. Les deux faits que nous citons en terminant cette première partie suffisent à établir cette vérité.

Le 16 février 1885, on découvrait en creusant sur l'emplacement de l'ancienne chapelle des Jacobins, à Reims, un cercueil en plomb uni, sans parures extérieures ni inscription, ayant la forme décrite par l'abbé Cochet, de Rouen, à la page 77 de son mémoire sur les cercueils de plomb dans l'Antiquité et le Moyen-Age, qu'il rapporte au XVIe siècle.

Ce cercueil de plomb avait été entouré d'un cercueil de bois dont on voyait encore des débris.

Ce cercueil fut ouvert à l'école de médecine de Reims en présence des Drs Brébant, Langlet et d'un certain nombre d'étudiants en médecine.

Le corps contenu à l'intérieur était enveloppé d'une toile retenue autour du corps au moyen d'une ficelle de 4 millimètres de diamètre. Cette bande de toile, qui paraît avoir été tissée et non coupée, commence en arrière sous les pieds, se prolonge sous le corps, se rabat sur la tête et couvre le corps à sa partie antérieure. Elle semble avoir été goudronnée. En soulevant cette toile dans le sens opposé à celui où elle avait été appliquée, on découvre le corps excessivement chargé de poils à la partie antérieure des jambes, des cuisses et de la poitrine. Ils sont noirs et ont jusqu'à 3 centimètres de longueur. La peau est noirâtre, sèche et donne à la percussion un son de cuir tanné. On trouve des dépôts de poussière, des poudres aromatiques dans les vides laissés au défaut des hanches, à la ceinture, en arrière du tronc et sur les côtés. Au moment de l'embaumement, ces poudres aromatiques devaient recouvrir tout le corps. L'épiderme constitue des plaques qu'on peut enlever par parties. Il existe, depuis le cou jusqu'au creux épigastrique, et de là jusqu'au bas du ventre, une suture dont les fils sont encore apparents et rapprochant les parois cutanées. Des sutures semblables se prolongent le long des bras et à la partie interne des cuisses et des jambes. Le crâne a été scié horizontalement à 3 centimètres à peu près au-dessus de l'arcade orbitaire; le cerveau a été enlevé et la boîte osseuse remplie de la même poudre. La peau du crâne après la section des parties osseuses a été rapprochée et suturée, Outre la poudre aromatique, il existe une sorte de feutrage en poils qui paraît en premier lieu être de l'étoupe, dans la cavité crânienne. Les yeux paraissent avoir été enlevés. Les cavités buccale et nasale semblent avoir été bourrées de la même façon que le crâne.

Après avoir ouvert le corps, on constate que les parties molles ont été partout enlevées. Les viscères thoraciques et abdominaux, après une section du cartillage costal, tout à fait semblable à celle que l'on pratique dans les autopsies, avaient été enlevés. Les muscles eux-mêmes, partout où ils étaient un peu abondants, au cou, le long des membres inférieurs et supérieurs, avaient été aussi enlevés. Il ne restait, en réalité du corps, que la peau et les os. Les cavités formées par cet évidement qui a dû être laborieux, avaient été bourrées, on pourrait presque dire empaillées avec de l'étoupe et des poudres aromatiques semblables à celles qui entourent le corps. Les formes du corps avaient été notablement altérées par ce rembourrage surtout au niveau de l'abdomen et du cou. Il est probable qu'une couche de résine à l'état de fusion a été mise en contact du corps, reste à savoir par quel procédé. Cette couche de résine de nature indéterminée, mais où on trouve le benjoin est très adhérente à la partie intérieure du corps... Le corps ainsi enduit a été placé sur une couche de poudres aromatiques. Les mêmes poudres aromatiques ont été jetées sur la couche résineuse à la partie antérieure du corps et ont servi à emplir tous les vides et les creux.

Pour l'application de ces poudres, on avait d'abord étendu sur lui la toile préalablement imbibée d'un brai inconnu.

Cette toile dépassait les pieds de 40 centimètres, était plus large que le corps et s'étendait au-delà de la tête de presque toute la longueur du corps. Elle avait été ensuite repliée en bas sur les pieds, latéralement le long du corps et enfin en haut sur le visage, sur la poitrine et sur le reste du corps.

Le tout avait été fixé avec les tours de corde dont nous avons déjà parlé.

Les membres inférieurs étaient symétriquement rapprochés, mais non les membres supérieurs.

Le membre gauche descendait sur la poitrine et le ventre dans la direction naturelle et la main était dans le pli de l'aine gauche rapproché du pubis. Le membre droit était beaucoup plus sur le côté du corps et la main venait à l'épine antérieure et supérieure de la hanche. » (Extrait de l'*Union médicale et scientifique du Nord-Est*, numéro de décembre 1886).

Il est évident que nous sommes ici en présence d'un embaumement fait d'après la méthode décrite par Guibert, de Paris, et cependant le corps dont l'embaumement remontait au XVIe siècle était bien conservé.

Voici, en effet, ce qu'ajoute le Dr Brebant dans l'article que nous venons de citer.

« Le corps à toutes ses dents, sauf les dents de sagesse. Il a 1^m60 de long et semble avoir été très gros. Il avait de 30 à 40 ans ; car la branche montante de la mâchoire inférieure est à angle droit avec la branche horizontale. Le corps était entièrement velu, mais les cheveux avaient été coupés ras et la barbe n'était plus visible qu'aux deux lèvres. Les extrémités sont déliées et délicates. Les mains et les doigts sont secs et très bien conservées. (Il y avait cependant quelques points que la putréfaction avait moins bien respectés). Une perte de substance de la peau se voyait à la région interne du genou gauche. Le pied gauche était brisé au niveau des cunéiformes et les orteils avaient été altérés. Le pied droit était à peu près intact, mais violemment fléchi sur l'axe de la jambe ».

Voici un autre fait.

Le 8 octobre 1890, on découvrait dans la ville de Rennes sous le plancher de la cantine à la caserne du Colombier, ancien emplacement du chœur de la chapelle des Visitan-

dines un cerceuil de plomb renfermant le corps *embaumé*
bien conservé et revêtu des habits monastiques de Dame
Anne Marie de Bude, fondatrice de l'ordre des filles de la
Retraite, décédée en 1671.

On le voit, les méthodes des temps modernes n'étaient
donc pas toujours aussi inéficaces et aussi nulles que certains auteurs, peut-être un peu trop exclusifs, voudraient
le donner à entendre.

DEUXIÈME PARTIE

L'embaumement dans le présent (1).

La période métaphysique ou théorique touche à son déclin; encore quelques années et l'art de l'embaumement verra commencer pour lui la période positive ou scientifique. La vérité concrète remplacera l'abstraction, l'expérience, la théorie. On observera les faits, on les discutera, on en déduira des conclusions certaines.

Cependant ce ne sera que petit à petit, que s'opèrera cette transformation.

Dès le commencement du XIXe siècle, en effet, « la chimie inorganique a déjà accompli de grands progrès, et les faits qui la constituent ont été assez exactement étudiés et connus, dit Gannal (*loc. cit.*), pour qu'elle ait pu s'élever au rang des sciences exactes. De nombreuses applications sont déjà faites, avec un immense avantage aux arts et à l'industrie; mais les vives lumières qu'elle jette, dans un si grand nombre de directions, n'éclaire tout d'abord, que bien faiblement l'art qui nous occupe. « On a de la peine à

---

(1) Par temps présent nous entendons la partie déjà écoulée du XIXe siècle.

se débarrasser d'une méthode qui a régné en souveraine durant tant de siècles. On admet les découvertes contemporaines et on tâche de les utiliser, mais on emploie les nouvelles substances selon la méthode ancienne. Les procédés qui ne sont calqués sur les descriptions d'Hérodote, que pour les points évidemment défectueux, sont encore appliqués, pendant quelques années, sans esprit de discernement, sans analyse sérieuse, en un mot, d'une façon toute routinière. Ce ne sera trop que vers le milieu de notre siècle que la méthode scientifique triomphera définitivement.

Tous les procédés contemporains peuvent se ramener aux suivants :

1° Conservation des cadavres par l'imprégnation au moyen de l'éviscération et des grandes incisions.

2° Conservation des cadavres par soustraction d'eau des tissus par dessiccation.

3° Conservation des cadavres par injection de solutions antiseptiques.

4° Conservation du cadavre par le moyen de milieux protecteurs solides.

Pour plus de clarté dans les détails qui vont suivre. nous grouperons tous les procédés en deux catégories. Nous examinerons dans un premier chapitre les méthodes d'embaumement qui visent à une conservation indéfinie ; et dans un second les procédés qui ne cherchent qu'une conservation temporaire.

CHAPITRE I.

Méthodes pour conservation indéfinie.

« Dans les premières années de notre siècle, dit le Dr Sucquet (*De l'embaumement chez les anciens et les modernes*), le professeur Chaussier, de l'Ecole de médecine de Paris, reconnut les propriétés antiseptiques du deuto-chlorure de mercure. Une dissolution dans l'eau ou dans l'alcool de cette substance, conservait parfaitement les parties du corps plongés dans son sein.

Ce résultat est obtenu par la combinaison du sel métallique avec la substance animale. Le composé nouveau se desséchait rapidement à l'air libre et se trouvait désormais à l'abri de toute putréfaction, des attaques des insectes et de l'action de l'humidité atmosphérique.

« La découverte de Chaussier fut promptement introduite dans les embaumements. Elle constituait un principe nouveau sur lequel l'art tentera plus tard de s'établir. En effet, jusqu'à ce jour l'embaumement du corps humain avait reposé sur la dessiccation des tissus, bientôt il aura pour fondement leur combinaison avec telle ou telle substance chimique, qui les rendra incorruptibles, sans dessiccation préalable. Cette nouvelle direction pouvait se plier heureusement aux convenances et à la délicatesse des mœurs contemporaines. Il n'en fut rien pourtant, dès son apparition. »

Le manuel de sa mise en pratique était à trouver. On employa quelque peu la nouvelle substance mais au moyen de l'ancienne méthode dont nous avons précédemment parlé :

Voici en effet, comment Boudet pharmacien à Paris embaumait officiellement, selon ce procédé bâtard, les sénateurs et les grands du premier empire français.

Nous le transcrivons tel que le rapporte Gannal dans son *Histoire des embaumements*, p. 208.

On prépare pour cette opération :

« 1° Une poudre composée de tan, de sel décrépité, de kina, de cannelle et autres substances astringentes et aromatiques, de bitume de Judée, de benjoin, etc. ; le tout, mêlé et réduit en poudre fine, est arrosé d'huile essentielle : le tan forme la moitié du poids et le sel le quart.

2° De l'alcool saturé de camphre.

3° Du vinaigre camphré, avec de l'alcool de camphre.

4° Un vernis que l'on peut composer avec le baume du Pérou et celui du copahu, le styrax liquide, les huiles de muscade, de lavande et du thym, etc.

5° De l'alcool saturé de muriate sur-oxygéné de mercure.

« Tout étant préparé, on ouvre les cavités par de grandes incisions et on en extrait les viscères ; on incise crucialement les téguments du crâne, on en scie les os circulairement, et on enlève le cerveau ; on ouvre le tube intestinal dans toute sa longueur, et on pratique aux viscères des incisions profondes et multipliées ; on lave le tout à grande eau ; on exprime, puis on lave encore avec le vinaigre camphré, et enfin avec l'alcool camphré. Toutes les parties internes, ainsi préparées et roulées dans la poudre composée, sont prêtes à remettre en place. — On pratique alors des incisions multipliées aux surfaces internes des grandes cavités, et suivant la longueur de tous les muscles ; on lave toutes les parties et on les exprime avec soin ; on fait succéder aux lotions simples celles de vinaigre et d'alcool camphré ; on applique alors avec un pinceau la dissolution alcoolique de sublimé dans toutes les incisions; il se produit beaucoup de chaleur, les muscles blanchissent, et la surface est promptement sèche. Cela fait, on applique une couche de vernis dans toutes les incisions internes, et on les remplit avec la poudre: on vernit aussi toute la face interne des cavités, et on applique une couche de poudre qui adhère au vernis; on replace alors chaque viscère dans son lieu, en ajoutant autant de poudre qu'il en faut pour combler les vides, et l'on recoud les téguments avec la précaution de vernir et de saupoudrer le face interne de ceux qui se réappliquent sur les os. Toutes les cavités étant refermées, on vernit les incisions extérieures et on les remplit de poudre; on vernit aussi toute la surface de la peau, et on applique une couche de poudre qui adhère généralement. Le cadavre ainsi embaumé, on appose sur chaque partie, en y comprenant le visage, des bandages méthodiques qui compriment généralement et recouvrent tous les points; on vernit le premier bandage, on applique une couche de poudre, et enfin un second bandage que l'on vernit aussi; quand le corps est déposé dans un cercueil de plomb, et tous les vides remplis par la poudre composée, on soude le couvercle, et l'opération est achevée ».

M. Pelleton fait remarquer que, dans cette méthode, on s'oppose, autant que possible, à l'accès de l'air ; mais cette précaution est illusoire, puisqu'on est loin d'avoir desséché le corps, et qu'on l'a même rempli de poudres qui sont de véritables hygromètres, et qui n'absorbent les humidités que pour s'en charger elles-mêmes ; on manque donc à cette condition indispensable de toute conservation parfaite, *dessécher complètement le corps*, sauf à le préserver ensuite de toute humidité et de l'accès de l'air : ajoutez que plusieurs des substances se neutralisent.

« De plus, ajoute le Dr Sucquet (*loc. cit.*), le deuto-chlorure de mercure était mis en contact avec les tissus d'une manière grossière et certainement insuffisante. Ceux qu'ils n'avaient pas touchés se trouvaient emprisonnés à

leur état ordinaire sous des couches de vernis ou sous
des bandelettes imperméables, pour y subir une fermentation certaine. »

Néanmoins, malgré toutes ces imperfections, ce fut
encore cette méthode qu'employèrent, en 1824, les médecins chargés d'embaumer le corps du roi Louis XVIII.

« Cependant, dit le Dr Sucquet, les manœuvres de l'embaumement blessaient de plus en plus la sollicitude des
familles et maintenaient sa pratique dans des limites
étroites, où les traditions officielles l'imposaient beaucoup
plus que le sentiment. On demandait de toutes parts des
embaumements sans incisions, sans autopsies, sans extraction d'organes, et d'habiles anatomistes durent tenter
d'obtenir un résultat plus conforme au désir public. Un
d'entre eux, qui honorait déjà l'Ecole de médecine de Paris
et qui occupa bientôt la chaire d'anatomie générale, Béclard, fut chargé de l'embaumement du corps d'un jeune
homme de trente ans, et, pour remplir les intentions des
parents, apporta les modifications suivantes aux procédés
en usage :

« M. Béclard, chef des travaux anatomiques de l'Ecole
de médecine, a été chargé de la conservation du corps d'un
jeune homme de trente ans, mort d'une fièvre hectique. Les
parents désiraient le placer dans une cage de verre et
demandaient qu'il ne fût point ouvert. Malgré le désavan-
tage de cette dernière circonstance, M. Béclard a réussi
dans cette opération par le procédé suivant : *Les intestins
ont été tirés, ouverts et nettoyés, dans une partie de leur
longueur, par une petite ouverture pratiquée à l'abdomen.*
On a pénétré dans la poitrine *par deux incisions* sous les
aisselles, et l'on y a infecté de l'eau; on a fait aussi *une
petite ouverture* au crâne; on a exprimé autant que possible
le sang des veines abdominales et cutanées, on a injecté
une solution mercurielle dans la trachée-artère et introduit
du sel en substance dans toutes les cavités; le cadavre a été
ensuite plongé dans un bain saturé de sublimé. Dans le

premier mois, il a paru offrir quelques signes de putréfaction; on a cru alors devoir introduire dans l'abdomen un instrument à l'aide duquel on a *incisé le péritoine* en différents points. M. Béclard ayant déjà remarqué que les parties situées sous les membranes séreuses échappaient à l'action du sublimé, le corps a été retourné; on a fait quelques scarifications sur des points de la peau qui paraissaient verdâtres; l'épiderme de la plante des pieds protégeait aussi les parties sous-jacentes; *il a été enlevé*; enfin, après deux mois de séjour dans le bain de sublimé, le corps en ayant été tiré par un temps sec et chaud, s'est desséché en peu de jours; il se conserve depuis un an enfermé dans une boîte, sans exhaler aucune odeur et sans aucun signe d'altération. La peau est d'un gris plombé, et les traits de la face sont déformés par l'amincissement des lèvres et des joues. »

L'embaumement suivant, opéré sans les nombreuses incisions musculaires dont il a été question plus haut, donnera un nouvel exemple des efforts tentés pour éviter les graves mutilations que l'emploi de la méthode Chaussier entraînait encore.

Dans une des campagnes d'Allemagne, sous le premier empire, le baron Larrey, chirurgien en chef des armées, se chargea de diriger la conservation du corps du brave colonel Morland, atteint d'un coup mortel dans une charge des plus brillantes. Ribes, également chirurgien des armées, l'aida dans cette opération.

On enleva d'abord tous les viscères par une incision pratiquée le long de la crête iliaque droite, et en coupant les attaches du diaphragme et les canaux qui passent dans l'ouverture supérieure de la poitrine. Une couronne de trépan, appliquée à la partie postérieure du crâne, permit de vider le cerveau par des injections réitérées. On vida également le globe de l'œil; après avoir introduit du sublimé en nature dans toutes les cavités, on tamponna celles de la face pour en éviter l'affaissement, et l'on protégea les traits de la figure par des compresses graduées et des bandages méthodiques; tout le corps fut lui-même enveloppé dans plusieurs draps et placé dans une tonne remplie d'une dissolution avec un excès de sublimé corrosif; en cet état, le tout fut expédié pour Paris. Au bout de quelques mois, on ouvrit le tonneau et l'on trouva le corps bien conservé : on l'exposa à l'air, et il se dessécha promptement. On eut le soin de remplir d'étoupes toutes les cavités. Les membranes de l'œil retirées au fond de l'orbite, firent place à des yeux d'émail. Les cheveux, les sourcils et les moustaches étaient conservés, les traits étaient reconnaissables, et le corps, verni avec soin et revêtu de ses habits, faisait une illusion douce et pénible pour ceux qui avaient connu cet excellent militaire. Maintenant encore, que plusieurs années se sont écoulées, le corps du colonel Morland, placé dans une armoire vitrée de la bibliothèque de M. Larrey, n'offre aucun signe d'altération et n'exhale aucune odeur.

« Gannal, qui rapporte ces faits remarquables comme conservation par la méthode Chaussier, les critique cependant à cause du changement de coloration de la peau devenue brune, comme tannée, et offrant l'aspect général d'une membrane collée sur des os et sur des muscles desséchés. Ces remarques ne sauraient infirmer la valeur du procédé au deuto-chlorure de mercure. Si le corps du colonel Morland avait été inhumé avant sa dessiccation à l'air libre, il n'eût point contracté dans le sol humide la couleur que Gannal trouve défectueuse. Les embaumements de cet opérateur auraient eux-mêmes pris un semblable caractère s'ils avaient été desséchés.

« Ce n'est donc pas de ce côté que la méthode de Chaussier fait défaut. Elle laisse à désirer par son manuel, coupable toujours de mutilations nombreuses et d'une lenteur d'exécution impraticable dans le plus grand nombre des cas. Quand une opération exécutée par des mains aussi habiles offre des difficultés aussi sérieuses et demande des délais et un traitement aussi incompatible avec les usages publics, elle est condamnée à l'abandon malgré l'efficacité de ses moyens d'action.

C'est William Hunter (1) qui, le premier, eut l'idée

(1) Nous empruntons les détails, qui vont suivre, à l'excellent article de MM. G. Hahn et G. Thomas, *Dict. des sciences médicales* au mot *embaumement*.

d'injecter des liquides conservateurs dans les vaisseaux sanguins, et quoique, quelques-uns prétendent que Ruysch si célèbre par les préparations anatomiques qu'il obtenait par injections, aurait, par le même procédé, conservé des cadavres humains, il est certain qu'il ne parle dans aucun de ses ouvrages des procédés qu'il aurait employés, et que c'est Hunter qui, le premier, s'est livré couramment à cette pratique, et a, en réalité, inauguré la méthode scientifique dans toute sa pureté.

Voici le procédé qui lui servait : il commençait par injecter dans les artères fémorales une solution forte d'essence de térébenthine ordinaire, de térébenthine de Venise, d'huile de lavande, d'huile de camomille et de vermillon. Il poussait avec force cette solution dans les vaisseaux, jusqu'à ce qu'elle se fût répandue par tout le corps et que toute la surface cutanée eût pris la coloration rouge. On laissait le corps dans cet état pendant plusieurs heures, puis on l'ouvrait comme pour une autopsie. Les viscères thoraciques et abdominaux extraits et comprimés pour en faire écouler les humeurs qu'ils renfermaient, étaient injectés ensuite avec la même solution et placés dans l'eau-de-vie camphrée.

On injectait alors la nouvelle quantité de la solution conservatrice par l'aorte, et on lavait les cavités thoracique et abdominale avec de l'eau-de-vie camphrée.

Enfin, on remettait les viscères en place et on comblait les intervalles avec de la poudre de camphre, de nitre et résine. On introduisait la même poudre dans la bouche, dans l'ombilic et dans les autres cavités accessibles.

Enfin, on frictionnait tout le corps avec de l'essence de lavande et de romarin. Après quoi, il était placé dans

un cerceuil sur un lit de stuc sec, qui avait pour effet
d'enlever toute l'humidité du corps. Au bout de quatre
ans, on ouvrait le cercueil, et si la dessiccation n'était pas
complète, on renouvelait le lit de stuc.

Par ce procédé, dans lequel la dessiccation joue un rôle
prépondérant, les corps embaumés arrivaient à ressem-
bler à une momie cuanche ou péruvienne plutôt qu'à une
momie égyptienne. Le procédé de Hunter resta en
honneur, en Angleterre, pendant plusieurs années. Jeshua
Brookes l'a mis en pratique couramment. Mathew Baillie
injectait la solution conservatrice dans l'estomac, le
rectum et les poumons, après l'avoir injecté dans les
vaisseaux ; le chirurgien (1) Sheldon usait d'un procédé
analogue, mais se servant d'*alcool camphré* (2) comme
liquide préservateur.

Plus tard, Monge Schotz et Berzélius ayant reconnu les
propriétés antiseptiques du vinaigre de bois, ce dernier
conseilla les injections d'acide pyroligneux, dans les
vaisseaux du cadavre d'un homme très musculeux. Au
bout de deux jours, on enleva la peau, on vida les cavités,
et on prépara les muscles, le cadavre sécha à l'ombre sans
qu'il se manifestât le moindre indice de putréfaction.
Celle-ci fut arrêtée et les préparations furent conservées

(1) Voici la formule de Hunter :
Térébenthine de Venise, 470 centilitres ;
Essence de Lavande.... }
Essence de Romarin.... } aá 60.
Essence de térébenthine, 3 265 :

(2) Voici maintenant la formule de Scheldon :
Camphre, 1 partie ;
Esprit de vin, 6 parties.

intactes. Ces expériences passèrent plus ou moins inaperçues. (L. Hahn et L. Thomas, *dict. sc. med.*).

On accorda plus de crédit aux procédés de Tranchina de Naples. Celui-ci eut du reste l'idée, alors nouvelle, de pratiquer des injections avec une substance, fluide à chaud, et se solidifiant dans les vaisseaux par refroidissement. Il renonça du reste à ce procédé pour l'embaumement et proposa en même temps que Lauth de Strasbourg une solution alcoolique d'arsenic à la dose de 5 0/0 et coloré par du cinabre (1835).

« Ce procédé, dit Laskowski, a eu un immense succès; car il constituait un grand progrès, et actuellement encore, cette solution est employée dans les amphithéâtres avec quelques modifications insignifiantes. En effet ce liquide conserve assez bien pendant, un mois et plus, sans altérer très sensiblement les tissus; mais il a des inconvénients graves, car il est très toxique et comme l'acide arsénieux est peu soluble dans l'eau froide, il faut faire une solution à chaud; mais il cristallise après le refroidissement, durcit les tissus et détériore rapidement les instruments. D'autre part les manipulations prolongées des pieces imbibées de ce liquide sont réellement dangereuses; on souffre beaucoup de douleurs lancinantes aux extrémités des doigts et particulièrement à la matrice de l'ongle, quelquefois même c'est la cause d'une paralysie des fléchisseurs.

Gannal, continuent L. Hahn et L. Thomas, préconisait alors une solution destinée au même usage; mais dont il conserva la préparation secrète. Cependant on ne tarda pas à découvrir qu'elle renfermait de l'arsenic.

La pratique des embaumements avec des solutions arsenicales était devenue assez commune à cette époque.

Le gouvernement de Louis Phillippe publia en 1846, un décret interdisant la vente de l'arsenic et de toutes les préparations en renfermant, destinées à mouiller les grains, détruire les insectes et *embaumer les corps*. Plus tard, en 1848 un autre décret interdit l'application du sublimé corrosif et des autres substances toxiques aux mêmes usages. Ces interdictions, en ce qui concerne l'embaumement, ont leur raison d'être, non dans les dangers que le maniement des substances toxiques pouvait avoir, pour les opérateurs, mais dans l'impossibilité qui en résultait de pratiquer l'examen médico-légal en cas d'empoisonnement par ces substances. Le crime était favorisé et pouvait se cacher derrière les apparences de la piété pour les morts. (1)

Gannal se défendit toujours d'employer l'arsenic dans les solutions conservatrices. En 1834, il présenta à l'Académie des sciences et à l'Académie de médecine un pro-

---

(1) L'article 77 du Code civil en interdisant de procéder à l'inhumation avant qu'il se soit écoulé 24 heures depuis le décès, défend implicitement de procéder à l'ensevelissement, à la mise en bière et à plus forte raison à toute autre opération sur le cadavre.

Les réglements relatifs à l'embaumement sont les mêmes que pour l'autopsie.

D'après l'ordonnance du Préfet de police du département de la Seine, 6 septembre 1839, concernant le moulage, l'autopsie. l'embaumement et la momification des cadavres, il est défendu à Paris et autres communes du ressort de la Préfecture de police de procéder à ces opérations avant qu'il se soit écoulé un délai de 24 heures, depuis la déclaration du décès à la mairie et sans qu'il en ait été adressé une déclaration préalable au commissaire de police de Paris ou au maire dans les communes rurales. Il doit être remis un échantillon du liquide qui doit servir à l'embaumement.

L. KAHN et L. THOMAS).

cédé pour conserver indéfiniment les sujets destinés aux travaux d'anatomie. La solution renfermait parties égales de chlorure de sodium et de sulfate acide d'alumine et de potasse. Les cadavres étaient traités par immersion. Les expériences réussirent bien, comme en fait foi un rapport de l'Académie des sciences en 1835.

Dans ce cas, la solution ne renfermait peut-être pas d'arsenic, mais elle ne pouvait servir à l'embaumement ordinaire. En 1846, Gannal présenta son procédé modifié, à l'Académie de médecine ; le liquide conservateur consistait en une solution saturée de parties égales de sulfate d'alumine et de chlorure d'aluminium. A la même époque, le Dr Sucquet présenta une solution de chlorure de zinc. Une commission fut nommée pour assister à des expériences comparatives avec les deux solutions. Deux cadavres furent inhumés simultanément, l'un après une injection pratiquée avec la solution alumineuse de Gannal, l'autre après une injection de chlorure de zinc faite par le Dr Sucquet.

« L'exhumation eut lieu au bout de 14 mois. Le cadavre injecté par Gannal était en pleine putréfaction ; celui embaumé par Sucquet était en parfait état de conservation. Ce dernier, exposé à l'air, sécha sans présenter de trace de décomposition et acquit une consistance très ferme, une dureté comparable à celle du bois ou de la pierre. Poiseuille, rapporteur de la commission, concluait que les sels d'alumine employés par Gannal ne pouvaient préserver les cadavres de la putréfaction qu'à la condition d'être associés à une préparation arsenicale, tandis que le procédé Sucquet était exempt de reproches. Bien entendu, ces conclusions n'étaient pas absolues et ne visaient que la durée limitée de l'expérience.

« Mais le procédé de Gannal était condamné à *fortiori* et sans retour. » (1)

Du reste, comme le fait remarquer Laskowski, d'après des expériences personnelles, outre que la conservation par le sulfate d'alumine est illusoire, sous l'influence de cette substance les tissus se décolorent, durcissent et se dessèchent rapidement, ce qui n'est pas favorable aux travaux d'anatomie. De plus il détériore les instruments.

Quant aux procédés du D' Sucquet, il a été depuis beaucoup employé en Europe et en Amérique. C'est encore l'un des meilleurs que l'on connaisse aujourd'hui. Cependant il n'est pas sans défaut. Il exige la mutilation du cadavre; les injections intra-vasculaires très souvent ne passant pas, la conservation n'est ensuite qu'imparfaite. De plus, ce sel cristallise et modifie profondément la couleur et le volume du cadavre (2).

Voici maintenant le procédé de M. le D' Laskowski, de Genève, tel qu'il l'indique lui-même dans son ouvrage sur l'embaumement, de 1886.

Le savant professeur commence par poser les conditions auxquelles il faut satisfaire pour que l'embaumement soit efficace et la conservation durable; ces conditions sont les suivantes :

1° Avoir à sa disposition une solution parfaitement

(1) *Diction. des scien. méd.*, mot. *embaum.*

(2) Formule du D' Sucquet :
Solution de chlorure de zinc, densité 1,38, 40 B° étendue du 1/3 de son poids d'eau.

bien filtrée, dont la puissance conservatrice soit indiscutable et dont la composition chimique ne soit pas contraire à la loi et aux règlements de police ;

2° L'opération elle-même doit être pratiquée, par une personne parfaitement qualifiée et expérimentée, pour pouvoir vaincre toutes les difficultés, qui peuvent se présenter et elle doit être secondée, par des aides dont l'apprentissage ne soit pas à faire :

3° Procéder à l'embaumement, dans le délai le plus court possible à partir de la mort ;

4° Enfin, isoler le corps embaumé, dans une atmosphère restreinte, à l'abri d'une humidité excessive.

A. — *Liquide conservateur*

M. le Dr Laskowski fait ensuite remarquer que c'est la glycérine, qui constitue le véhicule de la solution dans laquelle entre comme agents anti-putrides l'acide phénique cristallisé et le bichlorure de mercure ; comme agent coagulable de l'albumine, le chlorure de zinc ; et comme substances aromatiques, des substances et des teintures variables, comme les essences de citron, de lavande, de bergamote, de girofle et les teintures de musc, de myrrhe, de benjoin, etc.

Il est nécessaire que ces substances soient très pures, particulièrement le chlorure de zinc qui ne doit pas contenir même des traces d'arsenic prohibé par la loi (1).

On prépare la solution de la manière suivante :

On verse 7 litres de glycérine blonde officinale marquant 30 degrés à l'aéromètre de Baumé dans un grand vase en verre pouvant contenir 12 à 13 litres de liquide, ensuite

(1) Décrets de 1846 et 1848, (v. ci-devant).

on fait fondre au bain-marie 250 grammes d'acide phénique cristallisé dans une capsule de porcelaine et on le verse, petit à petit, dans la glycérine en remuant le liquide avec une baguette en verre.

On fait bouillir au bain-marie 2 kilogrammes d'alcool absolu dans lequel on fait dissoudre 500 grammes de chlo- rure de zinc finement pulvérisé et parfaitement pur, ensuite on verse cette solution à travers un filtre en toile fine, dans la glycérine phéniquée, toujours en brassant bien le liquide. Puis on chauffe de la même manière 1 kilogramme d'alcool absolu et on y fait dissoudre 250 grammes de bichlorure de mercure pulvérisé que l'on verse dans le liquide précédent à travers le même filtre. Les parcelles de chlorure de zinc et de sublimé corrosif qui ne sont pas dissoutes dans l'alcool, finissent par se dissoudre dans la glycérine phé- niquée.

Le liquide ainsi obtenu est parfaitement incolore et lim- pide, il possède des propriétés anti-putrides merveilleuses. On ajoute alors à ce mélange les quantités voulues des essences et des teintures citées plus haut, pour donner à la solution l'arome que l'on désire.

La solution est transvasée dans deux grands flacons bouchés à l'émeri et peut être conservée indéfiniment, toute prête à être employée.

B. — *Instruments nécessaires.*

Il faut une boîte complète d'autopsie, au cas où elle serait demandée, un trousse de chirurgien pour faire les ligatures, un appareil d'injection à pression continue (1), avec la

---

1) Il se compose d'un récipient en fer étamé qui peut être levé ou abaissé à l'aide d'un corde qui passe sur une poulie fixée au plafond. Sa capacité est variable et son fond s'allonge sous forme d'entonnoir terminé par une ou deux tubulures de 5 centimètres de longueur, auxquelles sont fixés des tubes en caoutchouc de 2 m. 25 de longueur, terminés par un robinet à frottement avec les canules. Afin qu'il soit possible d'observer l'écoulement du liquide, ces tubes sont interrompus dans un endroit et remplacés par un tube en verre.

poulie de suspension, et une série complète de canules droites et courbées de différents calibres, des cordonnets en soie blanche cirés pour les ligatures et les sutures, une pompe aspirante et foulante pour des injections partielles. s'il y a lieu d'en faire, du linge, des éponges, des épingles, des aiguilles courbées en quantité suffisante, en outre, une certaine quantité de ouate et une centaine de mètres de flanelle de 0.05 de largeur et une grande toile cirée, une grande cuvette et un gobelet de verre.

C. — *Manuel opératoire*

L'opérateur, aussitôt avisé, se rendra au domicile du défunt, examinera l'état du corps, la cause de la mort, et les conditions du local dans lequel il doit procéder à l'embaumement. On déshabille le corps, on le place dans un lit sur la toile cirée, on enveloppe la tête, le tronc et l'abdomen dans des serviettes trempées dans la glycérine phéniquée et exprimées, puis on couvre le corps avec le drap du lit et on ouvre les fenêtres pour l'aération. Puis on fait les démarches nécessaires pour obtenir l'autorisation d'embaumer. On fera si l'on peut l'opération le matin. On procedera avec beaucoup de propreté et avec une sage lenteur. L'opération dure généralement de cinq à six heures.

Le corps déshabillé sera placé au milieu de la chambre, la tête tournée vers la fenêtre, sur une table recouverte d'un drap et d'une toile cirée, généralement l'injection est faite par une des carotides primitives, elle peut être suffisante pour des individus jeunes, maigres, don, le système vasculaire présente une élasticité normale. Il en est autrement pour des personnes d'un certain embonpoint, dont le système veineux est gorgé de sang, et plein de caillots qui empêchent la pénétration régulière du liquide. La cause de la mort aussi doit être prise sérieusement en considération.

Dans ces derniers cas, il est constant que, les membres inférieurs ne s'injectant pas complètement, la conservation

sera incomplète. Vite ils commenceront à se décomposer
et exhaleront bientôt l'odeur désagréable de faisandage.
Il faut donc faire l'injection des membres inférieurs séparément.

On pratique d'abord la ligature de la carotide primi-
tive et après avoir lié son extrémité crânienne on fixe solidement la canule dans son calibre, en laissant dans la plaie le
fil qui doit servir à la ligature définitive du vaisseau,
lorsque l'injection est terminée. Ensuite, le Dr Laskowski
fait la ligature des deux fémorales, à trois centimètres au-
dessous de l'arcade crurale et il place dans les bouts péri-
phériques des canules courbées solidement fixées.

Les choses ainsi disposées on commence l'injection.
L'appareil fixé au plafond et rempli de la solution est élevé
à un mètre au-dessus de la table. La tête légèrement soulevée et tournée du côté opposé à la ligature, on introduit
le robinet dans la canule à frottement et on attend un instant, pour que la descente du liquide chasse l'air contenu
dans le tube, on ouvre le robinet au quart et l'on observe le
passage du liquide à travers la partie transparente du tube.
Le liquide se précipite d'abord rapidement, puis, quand il
a envahi les artères et les veines qu'il gonfle considérablement, sa marche se ralentit. Si tout va bien, s'il n'y a pas
de fuite, on élève l'appareil encore d'un mètre et on ouvre
le robinet de moitié. On voit alors sur la face, sur le tronc
et les membres supérieurs les capillaires cutanés injectés,
sous forme de plaques blanches arborescentes qui tranchent
vivement avec la couleur de la peau, preuve de la bonne
marche de l'opération. Ces plaques, d'abord disséminées,
deviennent confluentes et la peau prend une coloration

---

(1) M. le Dr Laskowski n'emploie pas la seringue, qu'il dit être
peu pratique pour les injections. En effet, la densité du liquide
étant assez considération, il faut déployer une certaine force;
mais alors, les artères se déchirent, surtout chez les vieillards,
dont les artères sont souvent athéromateuses, le liquide s'épanche
dans les tissus, s'absorbe difficilement et la conservation en
souffre.

blanche uniforme. Après avoir ainsi injecté deux ou trois litres de la solution, on ferme le robinet et on interrompt l'injection pendant une heure. Dans cet intervalle, les aides frictionnent continuellement tout le corps avec des éponges trempées dans la solution conservatrice (1), on couvre l'abdomen et les organes génitaux d'une couche d'ouate mouillée dans la même solution et on recommence l'injection. Cette fois le liquide descend plus doucement, les veines se gonflent davantage et une certaine quantité de liquide reflue par la bouche et les narines. On dénude alors légèrement la jugulaire interne dans la plaie et, après avoir passé avec une aiguille de Deschamps sous le vaisseau deux fils à ligature, on pique cette veine avec la pointe d'un scalpel.

Il s'écoule par cette piqûre une grande quantité de sang noir qu'il importe beaucoup d'éliminer, car c'est un agent puissant de fermentation putride, grâce à la masse énorme de bactéries qu'il contient. Dès qu'on s'aperçoit que le liquide sortant de la veine est à peine coloré, on fait la ligature au-dessous et au-dessus de la piqûre et on arrête ainsi l'écoulement.

Lorsque le liquide commence à ne pénétrer que très difficilement, phénomène ordinaire après l'injection de cinq à six litres de liquide, selon les sujets, on lie solidement l'artère, on ferme le robinet de l'appareil et on enlève la canule. On place dans la plaie un peu d'ouate et on la ferme par une bonne suture.

L'injection des membres inférieurs s'opère identiquement de la même manière, mais, vu que la capacité vasculaire est plus restreinte, elle est beaucoup plus lente et exige une plus forte pression. Il faut à peu près deux litres de liquide pour produire la réplétion d'un membre inférieur.

Après avoir injecté un litre de liquide, on s'arrête pendant une demi-heure, on recommence ensuite l'injection, puis on pique de même la veine fémorale, seulement lors-

(1) Cette manipulation a pour but d'égaliser la pénétration et la répartition du liquide dans les capillaires et surtout de faire pénétrer dans la peau par une sorte de macération une certaine quantité du liquide conservateur en ramollissant la couche cassée de l'épiderme.

qu'on a fait la ligature du bout supérieur. Le sang exprimé et la veine ainsi lavée, on la lie et on continue l'injection. Quand elle est terminée, on lie l'artère et on ferme la plaie par la suture (1).

Les effets immédiats d'une bonne injection se manifestent par plusieurs phénomènes faciles à observer. Le corps a gagné de l'ampleur, l'amaigrissement cadavérique de la figure a disparu, les traits deviennent plus animés et plus réguliers par suite de l'effacement presque complet des rides qui sillonnaient le visage. Le globe de l'œil se durcit considérablement, il devient légèrement proéminent, la cornée parfaitement transparente, les paupières un peu entr'ouvertes, donnent au visage l'expression de la vie, expression très singulière et dont les personnes qui ont connu le défunt avant sa mort sont vivement frappées. Si les yeux ne s'injectent pas convenablement, on peut faire la réplétion du globe de l'œil avec la même solution, à l'aide d'une seringue de Pravaz. A mon avis l'introduction, sous les paupières, de coquilles en cire ou en émail doit être abandonné comme absolument inutile. La peau, en général, et particulièrement sur la figure, se décolore et devient parfaitement blanche. Cette blancheur s'accentue de plus en plus et au bout de quelques jours elle est mate comme du marbre.

Les tissus acquièrent de la fermeté élastique, les articulations conservent leur mobilité, on peut plier les membres avec une entière facilité.

Cette première partie de l'opération, la plus importante, sans contredit, une fois achevée, on procède à la toilette du cadavre.

Puis, après l'avoir badigeonné avec le liquide conser-

(1) Quand on se trouve en présence d'un corps dont un commencement de putréfaction a ballonné énormément la cavité abdominale et les intestins, les ponctions à travers la paroi abdominale ne serviront à rien, il faut alors, pratiquer une incision sur la ligne blanche au-dessous de l'ombilic et ponctionner les anses intestinales séparément. Après la sortie des gaz, l'abdomen s'affaisse, on place dans la cavité de la ouate trempée dans le liquide conservateur et on fait la suture hermétique de l'incision.

vateur sans l'essuyer, on procède à son enveloppement
général, avec des bandelettes en flanelle méthodiquement
enroulées. On trempe les rouleaux de bandes dans la solution conservatrice, on les exprime suffisamment et on les
roule très exactement avec une certaine force pour produire
la compression autour du corps et des membres en laissant
seulement à découvert la tête et les mains. On fixe les
bandes avec un grand nombre d'épingles pour éviter leur
déplacement. Les organes génitaux, recouverts d'une couche
de ouate, seront compris dans le tour des bandes qui
s'entrecroisent au niveau du périnée. Cela fait, on habille
le corps selon la volonté et les convenances de la famille
pour l'exposer ensuite publiquement ou l'enfermer dans le
cercueil définitif. Ce cercueil sera en bois dur et doublé
d'une lame de plomb ; car le corps embaumé doit être
enfermé dans une atmosphère restreinte et à l'abri de
l'humidité. On disposera uniformément sur le fond du cercueil une couche de myrrhe en poudre fine de deux ou trois
centimètres d'épaisseur que l'on couvre d'un tulle.

La poudre de myrrhe a l'avantage d'absorber l'humidité
et l'excès du liquide qui peut se produire, et, en même
temps, elle jouit de propriétés désinfectantes non équi-
voques. Puis, pour satisfaire aux règlements de police, on
place dans le cercueil un flacon contenant du liquide, qui a
servi à l'embaumement et qui est scellé par l'autorité com-
pétente. (1)

Enfin, on place le corps dans le cercueil avec précaution,
on le couvre de tulle et d'une mince couche de ouate, on
soude le couvercle en plomb et on scelle celui en bois, sur
lequel est fixée une plaque de cuivre gravé, indiquant le
nom et les qualités du défunt.

Tel est le manuel opératoire que le professeur Laskowski nous trace dans son ouvrage de l'embaumement.
Comme il peut s'appliquer à toutes les méthodes

(1) En ville, c'est par le commissaire de police du quartier qui
a dû assister à l'opération d'embaumement.

*d'embaumement par injections, nous avons pensé
bien faire en le reproduisant ici à peu près dans
toute son étendue.*

M. Laskowski nous affirme que son procédé amène une
conservation durable, que des pièces d'anatomie traitées
par sa méthode et exposées continuellement à l'air libre
et cela depuis 20 ans, sont en très bel état de conservation, que des corps qu'il avait lui-même embaumés,
visités après 18 mois d'enfouissement, à part les globes
oculaires qui avaient complètement disparu au fond des
orbites, étaient admirablement conservés. Le procédé
Laskowski nous semble, en effet, supérieur à ceux qui
l'ont précédé. Mais nous le trouvons un peu compliqué
et comportant encore fatalement une partie des inconvénients des méthodes à injections intravasculaires. Et puis
nous nous demandons si, à la longue, la glycérine ne
suintera pas à travers les tissus et ne fera pas irruption
à l'extérieur.

A propos des découvertes des Hunter, des Gannal, des Sucquet,
des Laskowski nous ferons remarquer que ces savants n'étaient
pas les seuls, pendant la période scientifique, à étudier la question
de l'embaumement, plusieurs autres multipliaient eux aussi les
expériences et tâchaient de réaliser de nouveaux procédés.

En effet, déjà en 1842, Straus Durkheim recommandait une solution saturée de sulfate de zinc pour la conservation des cadavres.

Filhol et Falconi préconisaient les solutions simplement con-
centrées de ce même sel à un sur deux ; et Falconi en 1853 faisait
une communication à l'Académie des Sciences en faveur de ces
solutions contre le chlorure de zinc ; mais ses efforts n'aboutis-
saient pas et avec juste raison.

« Dupré a conseillé l'injection dans les vaisseaux des acides
sulfureux et carbonique gazeux, produits rapidement par l'action
de l'acide sulfurique sur le charbon de bois. C'était une idée de
chimiste ingénieuse : malheureusement les résultats ne furent
pas favorables.

« En 1854, Richardson faisait des expériences avec l'ammoniaque liquide ; mais il reconnut que celle-ci se diffusait dans les tissus et s'échappait ou transformait les graisses en savon, de sorte que le tissu musculaire prenait un aspect gélatineux, perdait sa couleur naturelle et ses connexions avec les organes voisins.

En 1867, on avait essayé à Paris de conserver les cadavres avec toute leur souplesse en injectant dans les vaisseaux de l'acide sulfurique.

« Enfin, aussi en 1867, Brunetti communiquait au congrès médical international de Paris un procédé donnant d'excellents résultats pour la conservation des pièces anatomiques et très avantageux pour l'embaumement ; malheureusement il est d'une exécution très lente et fort compliquée. Il comporte cinq opérations successives.

1° Lavage des vaisseaux par injection d'eau froide dans la carotide ; l'injection doit être continuée jusqu'à ce que ce liquide s'écoulant par le bout libre de l'artère soit incolore. Cette opération préliminaire demande de deux à quinze heures.

2° Injection d'alcool pour chasser l'eau. Elle se fait par la carotide comme les injections suivantes. Elle n'exige pas plus d'un quart d'heure.

3° Injection d'éther sulfurique du commerce pour dégraisser entièrement le cadavre. Le résultat est remarquable ; l'opération exige de deux à dix heures.

4° Injection d'une solution de tannin dans l'eau tiède. Le titre de la solution n'est pas indiqué ; Jeannel suppose qu'il contient de 15 à 20 pour 100 de tannin. L'imbibition complète demande de 2 à 5 heures.

5° Enfin dessiccation par l'air sec et chaud dans une étuve en fer blanc chauffée à l'eau bouillante et recevant un courant d'air sec chauffé à 50 degrés. L'air chasse l'excès de la solution de tannin contenue dans les vaisseaux puis entraîne la totalité de l'eau dont les tissus se trouvent imbibés. Le courant est réglé. La dessiccation complète exige une heure et demie à cinq heures.

Les préparations obtenues sont légères et inaltérables et donnent le sujet dans son volume et son aspect normal (*Dict. des Sciences Méd.* au mot *embaumement*).

Mais outre les inconvénients signalés ci-devant, cette méthode a encore tous ceux des procédés à injections intravasculaires.

Enfin nous terminerons ce chapitre en disant quelques mots d'une méthode nouvelle, l'anthropoplastie galvanique que le Dr Variot, médecin des hôpitaux de Paris, a, en octobre 1890, fait connaître au monde savant.

M. le Dr Variot marchant sur les traces de Soyer et d'Oré a essayé, l'an dernier, d'employer la galvanoplastie pour conserver le corps humain et substituer à la peau si, altérable par la putréfaction, une écorce métallique qui se moulerait exactement sur toutes les parties sous-jacentes.

Voici d'après une communication faite, l'an dernier au mois d'octobre, à la Société médicale des hôpitaux, la marche qu'il suit pour atteindre un tel but.

D'abord lavage de l'estomac, avec une sonde introduite par l'œsophage et remplacement du liquide retiré par une solution forte d'acide phénique. Nettoyage du gros intestin par des irrigations répétées, avec un liquide antiseptique. Si c'est en été, évacuation complète selon la méthode ancienne, de tous les viscères abdominaux, au moyen d'une incision faite sur la ligne médiane.

Injection dans le système vasculaire d'un mélange de chlorure de zinc, d'acide phénique et de glycérine, pour empêcher la putréfaction, dont les produits gazeux en se dégageant, produiraient bien vite, dans la mince pellicule métallique en formation, des fissures et des félures nombreuses.

Injection dans le globe de l'œil, avec de la paraffine, pour le remplir et l'empêcher de s'affaisser. Fermeture avec des mastics conducteurs, des fentes buccale et palpébrale, des conduits auditifs pour empêcher par elle le dégagement des gaz et l'écoulement des liquides.

Badigeonnage de la peau avec une solution concentrée de nitrate d'argent, ou plus avantageusement pulvérisation de la même substance sur la surface cutanée. Le sel d'argent pénètre ainsi après avoir imprégné l'épiderme, jusque dans le derme. Avec les vapeurs de phosphore blanc dissout dans du sulfure de carbone, on réduit la couche de nitrate d'argent étalée sur la surface de la peau. La peau d'un noir opaque prend sous l'influence de ces vapeurs des reflets brillants argentés indiquant que la pièce est devenue bonne conductrice.

Fixation du corps au moyen d'une tige cannelée en fer, introduite par l'anus et poussée jusqu'à sa rencontre avec les os du crâne. Les canneleurs de cette tige ménagent des ouvertures pour laisser libre issue aux gaz intestinaux.

Enfin, immersion de tout le corps dans un bain galvanique de sulfate de cuivre, dont la source électrique est alimentée par une batterie formée de quelques piles.

La rapidité d'exécution est la condition *sine quâ non* du succès. La galvanisation doit se faire en cinq ou six jours et la couche déposée sera de 1/2 à 3/4 de millim. d'épaisseur pour l'enveloppe métallique du visage et de 1 à 1/2 millimètre pour le reste du corps : différence que l'on obtient, en couvrant pendant quelques temps le visage avec un vernis isolant.

L'opération terminée le cadavre sort du bain recouvert d'une couche de cuivre et pour le rendre tout à fait imputrescible M. Variot propose de le dessécher ou même de le crêmer complètement dans une étuve à haute température.

M. Variot se fait fort que la couche restera intacte.

Le cadavre n'est plus dès lors qu'une statue transportable, propre à décorer un appartement. Comme les anciens gardaient les cendres de leur parents enfermées dans des urnes, il serait loisible d'avoir constamment devant soi en chair, en os et *en cuivre* les personnes qu'on aimait. Les sculpteurs et les peintres y perdraient beaucoup, car ce ne serait plus la peine d'avoir des bustes ou des portraits de famille, puisque au lieu de ces fictions du mort, on en aurait la réalité.

Toutefois que les artistes se rassurent. Nous sommes tout à fait du sentiment de Gannal, qui d'après *le Progrés* de Lyon du 24 octobre 1890, ne croit pas au succès de la nouvelle méthode. Nous ne pensons pas non plus, que le procédé du Dr Variot puisse jamais se vulgariser. Car en supposant, que les lois permettent cette opération, il n'y aurait guère que quelques originaux riches qui en profiteraient, puisqu'elle ne coûterait pas moins de trois à quatre mille francs pour une couche de cuivre, de trente à quarante mille, si elle était d'argent et de deux à trois cent mille, si elle était d'or.

Que dire aussi des manipulations qu'elle comporte? Empalage du sujet, évacuation répugnante, crémation dangereuse du cadavre au sein de sa carapace métallique, ouverture des artères pour injection intra-vasculaire, etc.

Cette méthode de conservation espèce de synthèse de toutes les autres, semble réunir aussi toutes les difficultés, toutes les complications de chacune d'elles. Il n'est donc pas probable, lors même que la pellicule formée résisterait parfaitement aux chocs et à la tension des gaz intérieurs ce qui n'est peut-être pas encore bien établi, que l'anthropoplastie puisse jamais passer sérieusement dans la pratique.

CHAPITRE II.

Méthode pour conservation temporaire.

Les substances dont on se sert pour amener une conservation plus ou moins longue du corps humain, mais limitée à un temps qui ne doit guère être dépassé, se presentent sous deux états différents : les unes sont liquides, les autres sont pulvérulentes.

A. — SUBSTANCES LIQUIDES.

Elles sont très nombreuses. Nous ne citerons ici que les principales et les meilleures à notre point de vue. Toutes ces substances s'introduisent dans l'organisme par injections ou par badigeonnage.

A Londres, on emploie pour la conservation courante des sujets :

> Sel gris . . . . 1000 grammes.
> Alun . . . . 480 —
> Bichlorure de mercure 80 —
> Eau . . . . 8000 —

C'est le liquide de Goadby, qui donne de bons résultats.

Van Vetter, chef des travaux anatomiques de l'Université de Gand, employait la glycérine a 22°, 7 parties ; la cassonade, 1 partie, et le nitrate de potasse 1/2 partie.

« Les pièces conservées par ce liquide, dit Laskowski, gardent la souplesse et le volume grâce à la glycérine, mais deviennent poisseuses, gluantes et se couvrent rapidement de moisissures.

Le professeur Langer à Vienne se sert d'un mélange de glycérine 100, acide phénique 15, alcool 11.

Il y a quelques années, on a beaucoup parlé en Allemagne, d'un liquide conservateur inventé par Wickersheim, en voici la composition : 3.000 d'eau bouillante à laquelle on ajoute 109 d'alun, 25 de chlorure de sodium, 12 de salpêtre, 60 de carbonate de potasse, 10 d'acide arsénieux. On laisse refroidir, on filtre, et à la partie du liquide ainsi obtenu, on ajoute une partie d'alcool méthylique en 4 parties de glycérine.

M. Laskowski dit qu'il a expérimenté ce liquide dès que sa formule a été connue, et il avoue, que son espérance de trouver quelque chose de nouveau a été trompée, car ce qui conserve dans ce liquide, c'est la glycérine, l'alcool et l'acide arsénieux, et qu'il ne fallait pas beaucoup de frais d'imagination, pour inventer une chose trouvée depuis longtemps.

En 1874, M. Personne pharmacien en chef de l'hôpital de la Pitié, préconisait pour les injections, le mélange suivant : Hydrate de chloral 500 grammes, glycérine 2 litres et demi, eau distillée 2 litres et demi.

Mais l'hydrate de chloral est trop cher et du reste il est moins antiseptique que l'acide phénique, le sublimé et même l'acide arsénieux.

Voici le liquide conservateur du D Laskowski. Glycérine 100, acide phénique 10, eau ordinaire 20, acide borique 10, sublimé corrosif 0,50.

Les corps se conservent bien dans ce liquide.

Il préconise encore cet autre : glycérine ambrée 100 kil., alcool à 95° 20 kil.; acide phénique 5 kil.; acide borique cristallisé 5 kil.

Ce liquide opère très bien surtout sur les sujets maigres.

Le liquide conservateur, type du Dr Laskowski se compose simplement de glycérine et d'acide phénique à la dose de 5 d'acide pour 100 de glycérine.

La Gazette médicale de Strasbourg donne la formule d'une solution qui est destinée à retarder de quelques jours la putréfaction des cadavres pendant la saison chaude :

Bichlorure de mercure....	4	grammes
Chlorure de sodium.......	10	—
Acide phénique..........	100	—
Alcool..................	500	—
Eau	2	litres

Dès que la réalité de la mort est attestée, on ponctionne la cavité abdominale avec un trocart et on injecte environ un demi litre de la solution ci-dessus. On procède de la même manière, pour chacune des deux cavités thoraciques, puis on lave le corps avec le même liquide, dont on se sert encore pour imbiber des tampons de ouate destinés a clore toutes les ouvertures naturelles. Deux ou trois fois par jour, on renouvelle les lavages sur les parties du corps exposées à l'air, et toute décomposition est ainsi évitée, pendant plusieurs jours. C'est là un procédé facile, peu coûteux et d'une efficacité éprouvée.

A Strasbourg et à Nancy, M. Tourdes emploie pour les besoin de la médecine légale les liquides suivants :

1° Pour conserver le corps en totalité pour une autopsie ultérieure:

Glycérine plus ou moins additionnée d'alcool et des principaux désinfectants, acide phénique, borique, borate de soude, savoir :

a). Pour injection phéniquée.

Glycérine 1000, acide phénique 50 en hiver, et 100 en été.

b). Pour injection boratée.

Glycérine 100, acide borique 50, alcool 100. On peut substituer à l'acide borique, 100 grammes de borate de soude ou 50 grammes d'acide borique et 50 grammes de borate de soude.

La formule de M. Bouchard de Bordeaux donne une conservation remarquable elle comprend :

Glycérine à 30° de l'aréomètre Baumé, 17 volumes, borate de soude hydraté à 10 équivalents d'eau, alcool Q. S.

Pour la préparer, on réduit le borax en poudre fine, puis on verse peu à peu la glycérine, on chauffe ensuite à 30° jusqu'à dissolution, enfin on passe à l'étamine, on termine en ajoutant d'alcool Q. S. pour obtenir la fluidité voulue. On injecte par la carotide et la conservation soit interne, soit externe est tout à fait remarquable.

2° Pour conserver seulement une partie (pièces à conviction), membres en totalité supérieurs, inférieurs, tête, on fait une injection artérielle du liquide glycériné, ou bien on plonge les pièces dans le liquide glycériné, boraté, alcoolisé. Voici des formules :

a). Glycérine 1000, borax 100 ou acide borique 50, alcool 100.

b). Glycérine 1000, acide borique 50.

c). Chloral 10, eau 100.

d). Alcool pur, alcool de consommation à 70 ou 90 ou mélangé à moitié d'eau.

Quand on veut faire sécher les pièces on fait tremper huit jours dans le liquide suivant :

Glycérine un litre, nitrate de potasse 20, cassonnade 20, puis laisser sécher.

Pour le cerveau on fait une immersion préalable de 24 heures dans une solution de chlorure de zinc 100 gr. pour 1000 gr. eau. On le place ensuite dans la glycérine boratée et après quelques jours, on la fait sécher.
(*Cours de méd. légale*, Tourdes, 1888.)

A Lyon, les liquides conservateurs qu'on emploie sont les suivants :

1° A l'amphithéâtre d'anatomie où j'ai vu des corps très bien conservés, après un temps assez long écoulé depuis la mort, on se sert de cette formule :

Acide phénique liquide..........	2,50
Acide arsénieux............ ...	2,50
Glycérine.....................	100,00
Alcool méthylique.............	200
Eau..........................	650

2° Les formules de l'amphithéâtre de médecine opératoire sont celles qui suivent :

a). Pour l'injection du sujet :

Glycérine	1 k. 200 gr.
Acide arsénieux........	100
Acide phénique........	300
Alcool.................	25
Camphre...............	5
Eau...	4 litres

b). Pour la conservation des pièces anatomiques :

Glycérine......... ⎱ a à
Alcool........... ⎰

Sublimé 2 grammes..... ⎱ par litre
Chlorure de zinc 0,50... ⎰

c). Pour les embaumements en ville, le liquide conservateur est le suivant pour un seul cadavre :

Sublimé........................ 200
Alcool......................... 300
Camphre....................... 30
Sulfure de zinc................ 20
Acide phénique cristal.......... 100
Glycérine blanche.. .... 7 litres.

Il y a huit ans, deux malheureuses femmes, Marie Rigottier et sa bonne, Jeanne Pavy, furent assassinées, rue Jean-Baptiste Say, à Lyon, la première pendant son sommeil, la seconde en se débattant contre son meurtrier.

En prévision des confrontations qui pouvaient survenir, MM. Ferrand, Lacassagne et Coutagne, experts, eurent l'idée d'employer des substances antiseptiques pour en assurer la conservation. Le 25 novembre 1890, M. Ferrand qui se livrait alors à des études de recherches sur la récupération du sol des cimetières, fit exhumer les deux cadavres.

Le corps de Marie Rigottier était étonnemment conservé : la figure, presque fraîche, avait gardé la même expression des traits qui avait été remarquée lors de la découverte du crime.

Or, voici les opérations d'embaumement qui avaient eu lieu.

D'abord, on avait déposé dans deux forts cercueils

en chêne, les deux cadavres, dont les cavités viscé-
rales, ainsi que tous les interstices laissés entre eux et
les parois des cercueils, avaient été saupoudrés abondamment, d'un mélange pulvérulent de tan, de sciure et de
charbon de bois. On avait ensuite badigeonné à plusieurs
reprises toute la surface du corps avec un liquide ayant
la composition suivante :

Sel ammoniacal...................	300
Sublimé.......................	600
Alcool.........................	1000 à 90°
Eau	500
Glycérine.....................	500

On avait enfin fermé hermétiquement les cercueils et
l'inhumation avait eu lieu le lendemain.

B. — Substances pulvérulentes.

« Dans la pratique, on se contente d'antiseptiques
pulvérulents, dont on recouvre le cadavre placé dans le
cercueil. Falconi prépara, en 1853, un mélange de : sciure
de bois 50 parties, sulfate de zinc pulvérisé 20 parties,
essence de lavande 1 partie. Le conseil de salubrité
autorisa l'emploi de ce mélange. Cependant le sulfate de
zinc du commerce renferme toujours un peu d'arsenic.
On y a renoncé pour ne pas contrevenir à l'ordonnance
de 1846, et on a recours, soit au mélange préparé par
Vaillard en 1869, qui comprend 4 kilos d'acide phénique
impur et 16 kilogram. de sciure de bois, (Le formulaire
des hôpitaux militaires de 1868 a remplacé la sciure de
bois par le charbon pulvérisé), soit simplement au mélange
indiqué par Mayet et Adrian et qui se compose de résidus

de goudron de bois 5 kilogram. et de sciure de bois 25 kilog. Ce mélange a l'avantage de coûter très peu cher et de ne pas empêcher, comme la poudre de Vaflard, la décomposition des cadavres sous le sol.

Comme le dit Jeannel, le coaltar mêlé dans la proportion de 20 pour 100 à la sciure de bois ou au plâtre pulvérisé, produirait le même effet que le goudron de bois. »

(*Dict. encyclopédique des sciences médicales* art. *embaum.* p. 592).

Tourdes emploie l'acétate de soude pulvérisé à la dose de 1/4 du poids.

Le Dr Sucquet répand sur le fond du cercueil un lit de 25 centim. environ de myrrhe. Puis le mort y est enseveli comme à l'ordinaire et le cercueil est ensuite rempli de myrrhe et soudé définitivement. Cet ensevelissement du corps dans la myrrhe demande pour un adulte, 1 hectolitre 1/2 de cette substance, la dépense n'est donc pas considérable.

De plus son manuel opératoire, d'une simplicité rare, évite tout ce qui blesse les familles, c'est donc un bon procédé. Mais on ne peut l'appliquer, que lorsque le mort est dans le cercueil il ne saurait donc être employé dans les cas d'exposition publique ou privée du corps du défunt.

—

TROISIÈME PARTIE

L'embaumement dans l'avenir

———

Depuis environ un demi-siècle l'embaumement est enfin entré dans la période *positive* ou *scientifique*, l'avenir nous réserve, sans aucun doute, son complet épanouissement. Les procédés empiriques ont vécu, et les théories abstraites ne sont plus de mise, dans l'art qui nous occupe. Les immenses progrès que la chimie a réalisés, dans ces derniers temps, nous ont fait connaître, d'une manière plus exacte, la nature des corps et leurs diverses propriétés. Les découvertes de Pasteur, de Toussaint, de Koch, de Duclaux et de Brieger nous ont montré l'existence, le mode d'activité des microorganismes, dans le phénomène des fermentations putrides. En nous dévoilant l'agent provocateur des décompositions, elles nous ont indiqué, en même temps, les moyens efficaces pour les combattre et les détruire.

MM. Mégnin et Yovanovitch nous ont fait connaître dans leurs écrits on ne peut plus intéressants, les travailleurs de la dernière heure, dans l'acte destructeur du cadavre humain.

Grâce aux efforts de ces savants, il nous est donné de connaître actuellement, quelles sont les mœurs, quelles sont les substances redoutées par la faune des tombeaux. Il était donc temps, en effet, de faire bénéficier, dans une large mesure, l'art des embaumements de tous ces progrès que l'esprit humain a déjà réalisés. Il était temps, de chercher pour l'avenir, une méthode basée sur des données véritablement scientifiques et nouvelles, qui pût se rendre recommandable auprès du public, par la simplicité et la délicatesse de son manuel opératoire, par la sûreté et la perfection de ses résultats ; car, ainsi que nous l'indiquions au commencement de cette thèse, ainsi que nous avons tâché de le démontrer, dans les développements qui ont suivi, tous les procédés actuels, malgré les progrès réalisés récemment par d'excellents esprits, sont encore plus ou moins imparfaits par plus d'un côté. Les savants de notre époque dans l'art d'embaumer les corps, ont tous reconnu cette imperfection. Gannal la proclamait en 1841. Le Dr Sucquet s'en plaignait en 1872, et l'auteur d'un des plus récents mémoires sur l'embaumement, le Dr Laskowski de Genève, en l'année 1886, n'était pas d'un autre avis.

Le savant professeur, en effet, dans un travail couronné par l'Académie des sciences de Caen, de Genève, de Bâle et de Lyon, après avoir fait la critique des divers procédés d'embaumement employés jusqu'alors, reconnaissait hautement les imperfections et les lacunes de sa propre méthode, et souhaitait vivement que, dans un avenir prochain, de nouveaux perfectionnements fussent réalisés dans cet art important.

C'est à atteindre ce but désiré, que M. le professeur

R. Dubois, de la Faculté des sciences de Lyon, s'est appliqué, depuis plusieurs années, ainsi qu'il le dit lui-même, dans la note où il a consigné sa découverte, et qui a été adressée il y a quelques mois, à l'Académie de Médecine de Paris.

Ce que le savant professeur avait surtout en vue dans ses recherches, « c'était, nous dit-il (*loc. cit.*), de supprimer toute mutilation du cadavre, toute manœuvre délicate, et principalement l'emploi des injections intravasculaires, trop souvent impraticables, à cause des désordres survenus dans l'organisme, soit avant la mort, (ruptures vasculaires spontanées, sclérose ou occlusions, perforation des vaisseaux, fragmentation du corps), soit après la mort, par suite de la décomposition cadavérique, la formation de caillots, etc., etc. »

Il a enfin cherché un procédé économique pouvant s'appliquer d'une manière très générale et qui, loin de s'opposer à la dessiccation du corps, la favorisât au contraire pour assurer une destruction plus facile lorsque le temps de la conservation a été jugé suffisant. Or, les pièces préparées depuis deux ans par M. le professeur Dubois et déposées au laboratoire de médecine légale de la Faculté de Lyon, celles que nous avons préparées nous-même dans le même local, sous la haute direction de M. le professeur Lacassagne, prouvent solidement que les succès ont pleinement couronné les efforts de l'inventeur du nouveau procédé d'embaumement. C'est pourquoi, dans la troisième partie de notre travail, nous allons nous occuper de cette nouvelle méthode.

Trois chapitres se partageront la matière de cette étude.

Dans un premier nous examinerons les principes généraux sur lesquels repose la méthode.

Dans le second, nous verrons le manuel opératoire et
les résultats que l'on obtient par son emploi.

Dans le troisième, nous parlerons des applications que
peut avoir la méthode R. Dubois, dans la famille, dans
les armées, dans l'hygiène publique, dans la médecine
légale.

CHAPITRE I.

*Principes généraux sur lesquels repose la nouvelle
méthode d'embaumement et de conservation du
corps humain.*

Nous allons dans tout ce chapitre laisser la parole à
M. le professeur R. Dubois lui-même en reproduisant à
peu près textuellement la note par laquelle il a fait connaître au monde savant sa découverte et qu'il a bien voulu,
dans son extrême obligeance, nous communiquer.

« Les recherches expérimentales, dit M. le professeur
R. Dubois, qui nous ont conduit à la découverte du procédé dont nous exposons plus loin le manuel opératoire,
ont été consignées, en détail, dans les comptes rendus de
l'Académie des Sciences 1886, et dans le bulletin de la
Société biologique 1880, 1884. 1885. Nous nous bornons
à exposer ici les résultats généraux dont la connaissance
est nécessaire pour comprendre le principe même de la
méthode.

« Le procédé le plus simple et le plus économique pour la

conservation et momification du corps humain est celui que la nature emploie dans la momification naturelle. *C'est la dessiccation rapide des tissus.* »

Nous pourrions ajouter que c'est encore la méthode la plus sûre : en effet nous savons que la putréfaction de la matière animale est le fait d'êtres vivants. Nous savons pareillement que, pour quelques-uns de ces infiniment petits, on n'a pas encore trouvé d'agent antiseptique absolument efficace.

La chaleur elle-même, surtout si elle est sèche, doit être très élevée, pour arrêter le développement de certains microbes.

Beaucoup peuvent se passer d'oxygène et sont même gênés dans leur fonction par la présence de ce gaz. Mais aucun être vivant, depuis le plus grand jusqu'au plus petits, ne peut se passer d'eau.

« Combien de fois, dit le professeur Laskowski, ai-je été surpris de voir que les petits organismes : souris oiseaux, etc., en état de putréfaction à peine commencée, que j'enfermais dans des vases privés d'air sur une cuve de mercure, continuaient à se putréfiér presque aussi rapidement que s'ils avaient été abandonnés à l'air libre ; tandis que les mêmes petits cadavres rapidement désséchés à l'étuve pouvaient se conserver presque indéfiniment intacts à l'air libre à l'état de dessiccation complète. Je pensais donc qu'un des agents les plus puissants de la putréfaction est l'eau, non pas par une action spéciale sur les tissus et les substances organiques ; mais en préparant le milieu propre au développement des spores de cryptogames que l'on trouve en grandes masses sur la matière organique en décomposition et des microorga-

nismes inférieurs que je comparais alors aux cellules de
la levure de bière. Tant que les tissus sont vivants ils peuvent lutter victorieusement contre les envahisseurs et
établir l'équilibre momentanément rompu ; mais, frappé
de mort, l'équilibre est détruit et le champ de bataille
reste livré, sans défense, aux infiniments petits. Priver
la matière organique de la totalité ou de la presque totalité de l'eau, soit à l'état libre, soit à l'état de combinaison chimique, c'est rendre le terrain impropre au développement des bactéries putrides (1).

Lorsque l'eau vient à faire défaut, les animaux ou les
végétaux de grande taille périssent, et les tout petits
meurent aussi, ou passent à l'état de vie latente dans les
mêmes conditions. En effet, d'après Claude Bernard, la
disparition de l'eau supprime non seulement les propriétés
physiques des tissus, mais aussi les phénomènes chimiques qui s'y passent. Or, ces phénomènes qui caracté-
risent la destruction vitale étant empêchés, la création
organique s'interrompt à son tour. L'organisme perd les
caractères de la vie (Cl. Bern. *Leçons sur les phénomènes de la vie, 1868*). La dessiccation rapide et complète est donc le plus sûr moyen d'empêcher le développement des microbes de la putréfaction et, par conséquent,
de conserver indéfiniment le corps humain à l'abri des
ravages de la mort.

« Mais ce n'est que dans les pays très chauds, continue
M. Dubois, où l'air est sec et pur, où le sol est perméable et
avide d'humidité que le phénomène de dessiccation naturelle est toujours réalisable. Dans nos climats, où les con-

(1 Dr Laskowski, *l'embaumement et la conservation des sujets*,
etc., 1886.

ditions favorables ne se rencontrent pas toujours spontanément, non seulement la grande quantité d'eau que renferme le corps humain, dont la superficie est relativement restreinte, s'oppose souvent au dessèchement spontané, mais encore il faut tenir compte, en dehors des proportions relatives des matières solides et de l'eau, de *l'affinité de cette eau pour ces matières solides.*

« Les matières solides qui constituent en partie nos tissus ne sont pas dans celles-ci à l'état de dissolution ou de simple mélange avec l'eau, mais bien en combinaison moléculaire. Ces deux données, la richesse en eau et la résistance à la dessiccation doivent être rigoureusement distinguées.

« Les tissus des animaux ou des végétaux lorsqu'ils sont jeunes contiennent plus d'eau que lorsqu'ils sont vieux. Avec l'âge, les tissus perdent de plus en plus la faculté de fixer de grandes quantités d'eau, et la vieillesse n'est en définitive qu'un déssèchement et l'on peut le dire un racornissement de nos organes.

« Mais en même temps que la teneur en eau diminue pendant la vieillesse, l'affinité de l'eau pour les tissus qui la contiennent, diminue de telle façon que sous l'influence des mêmes agents déshydratants un tissu vieux perd toujours une proportion d'eau plus grande dans le même temps qu'un tissu jeune.

« Un des principaux effets de la fécondation est, ainsi que nous l'avons démontré par nos expériences sur les œufs fécondés et non fécondés soumis à la dessiccation, non seulement de permettre aux premiers éléments de l'organisme de fixer de l'eau, mais encore de retenir celle-ci avec une grande énergie.

« La tendance que l'eau peut avoir à se séparer des tissus, auxquels elle est combinée est donc plus ou moins faible ou plus ou moins forte, en présence des agents desséchants, selon les conditions particulières dans lesquelles se trouvent les tissus, au moment où on les soumet à l'influence de l'agent desséchant.

« C'est cette tendance à la séparation de l'eau de constitution des tissus que nous avons appelée, par analogie avec celle que l'on observe dans les mêmes conditions dans les composés chimiques hydratés, *tension de dessiccation*.

« De nombreux agents physiques, mécaniques, chimiques ou biologiques peuvent accroître la tension de dessiccation physiologique ou normale de l'eau et des tissus.

« Les modifications de la nutrition qui surviennent au moment de la mort de l'individu et les altérations cadavériques qui en résultent sont de ce nombre et nous avons souvent observé ce fait en apparence paradoxal qu'un animal mort, une grenouille, une chenille, une chrysalide par exemple. mise en présence d'une atmosphère desséchante à côté d'un être semblable, mais vivant, se desséchera plus vite que celui-ci dont le sang est sans cesse amené au contact soit de la surface respiratoire, soit de la surface cutanée. Qui ne sait que les botanistes pour dessécher certaines plantes dans leurs herbiers sont obligés de les tuer préalablement soit par la chaleur, soit par le poison.

« Mais il n'est pas nécessaire que la chaleur, le froid ou le poison agissent sur les individus jusqu'à produire la mort, pour que cette tension de dessiccation soit exagérée au point que l'eau se sépare en partie des protoplasmas où elle était fixée à l'état normal.

« On la voit s'échapper des organismes par différentes
voies sous l'influence des agents physiques extérieurs ou
des poisons introduits dans l'économie, soit fabriqués par
elle, et dans bien des cas, c'est à tort que l'on incrimine
les organes dont la suractivité ne prouve qu'une chose,
c'est qu'ils ont à éliminer plus d'eau libre, c'est-à-dire à
la dégager de ses combinaisons protoplasmiques, qu'à
l'état normal.

« Ce n'est pas seulement, en effet, à l'état de vapeur,
dans une atmosphère desséchante, que l'eau peut se séparer des tissus sous l'influence des agents chimiques.
Nous avons, par de nombreuses expériences (*loc. cit.*),
montré, par exemple, que les vapeurs de beaucoup de
liquides organiques neutres, à chaleur spécifique peu élevée et particulièrement les vapeurs anesthésiques, d'éther,
de chloroforme, de benzine, agissant sur les tissus, sous
leur propre *tension*, à la température ordinaire, pénétrent
le protoplasma et en chassent l'eau, non à l'état de vapeur
mais à l'état de liquide. L'expérience est particulièrement
facile à réaliser avec des tissus végétaux peu vasculaires,
peu lacuneux et riches en tissu aquifère (crassulacées) (1)
ou même avec des tissus animaux suspendus dans des
vases fermés, au-dessus des liquides en question. Ces vapeurs peuvent pénétrer avec assez de force la substance
contenue dans un œuf de poule, par exemple, pour forcer
l'eau de constitution que retiendraient les matières colloï_
dales qu'il contient à sourdre à sa surface sous forme de
gouttelettes, et la diffusibilité de ces corps dans le milieu
de l'œuf est telle que l'albumine de l'œuf est rapidement

____

(1) Par exemple avec une Echévéria.

traversée et que le jaune s'imprègne des vapeurs en question et les condense en partie.

« J'ai insisté sur les relations qui existaient entre les résultats expérimentaux, que je viens de rappeler brièvement et les expériences faites par Graham sur les matières colloïdales minérales, que le physicien anglais désignait sous le nom de *collogèle*. Entre autres faits intéressants, Graham montrait que l'eau d'un hydrogèle (il appelait ainsi la gelée minérale obtenue au moyen de l'alumine hydratée) pourrait être déplacée par une plus petite quantité d'alcool, sans que l'état gélatineux soit détruit et il obtenait ainsi un « *alcoogèle*. »

« L'alcool de l'alcoogèle, par un phénomène de substitution de même ordre, pouvait être remplacé par une plus faible quantité encore d'éther et l'on obtenait ainsi un éthérogèle etc.

« On pourra sur les matières celloïdales qui constituent en définitive la masse putrescible des tissus du cadavre humain, obtenir des résultats analogues, et chasser en grande partie, l'eau de constitution de ces tissus, ou tout au moins diminuer considérablement l'affinité de l'eau pour ceux-ci, en introduisant dans le cadavre les liquides organiques neutres volatils à chaleur spécifique peu élevée, dont nous avons parlé.

« Non seulement ces liquides favorisent considérablement la tension de dessiccation de l'eau et des tissus, et par là la momification de ces derniers, mais ils agiraient encore comme des agents antiseptiques assez puissants, pour empêcher le développement des germes (comme cela arrive pour la levure de bière dans la fermentation alcoolique dès que le liquide atteint une certaine proportion), au moins pendant le temps nécessaire au desséchement du cadavre qui, alors momifié, ne se prêtera plus à leur évolution et à leur multiplication.

« La physiologie générale nous apprend, en effet, que, pour qu'une graine, une spore, un germe quelconque se développe, il doit avant même que l'absorption de l'oxygène s'établisse ou s'active, fixer une certaine quantité d'eau. Or, nous avons montré que les corps en question, loin de permettre l'imbibition étaient au contraire des agents de déshydratation très-actifs.

« L'expérience ayant démontré en outre, leur grande diffusibilité, au sein des matières en apparence les plus imperméables, *ils pourront se répandre assez vite dans l'organisme de proche en proche, rompant les liens et brisant l'affinité qui retient l'eau fixée dans les tissus et paralysant sur leur passage les germes qui s'apprêtaient à les envahir et à les peupler par leur multiplication, que n'entrave plus la résistance physiologique des éléments anatomiques.*

« Voyons maintenant comment, dans la pratique, les conditions théoriques que nous venons d'énumérer pourront être remplies.

CHAPITRE II

Manuel opératoire du nouveau procédé d'embaumement et transformations opérées par les liquides conservateurs.

ARTICLE PREMIER

Manuel opératoire du nouveau procédé d'embaumement.

Nous ne saurions mieux faire, dans cet article, que de continuer à laisser parler M. le professeur Dubois.

« Les liquides organiques neutres volatils à chaleur spécifique peu élevée. dont nous savons le mode d'action comme agents déshydratants des tissus et comme antiseptiques, sont nombreux, mais tous ne sont pas également diffusibles et capables au même degré de provoquer la disparition de l'eau et la dessiccation des tissus.

« Tout le monde connaît l'usage que l'on fait de l'alcool éthylique, pour la conservation des pièces anatomiques ; mais c'est plutôt un agent coagulant, et sa diffusibilité est aussi faible que son pouvoir déshydratant est peu considérable, par rapport à d'autres agents dont les propriétés physico-chimiques sont analogues. L'alcool méthylique a également été préconisé pour la conservation des pièces anatomiques. Il aurait même été employé en injections vasculaires, soit pur soit mélangé à d'autres substances (Laskowski, *loc. cit.*. p. 144-145), mais outre qu'on peut lui adresser le même reproche qu'à l'alcool éthylique ; nous avons, au début, de ce mémoire indiqué sommairement les raisons pour lesquelles les injections intra-vasculaires ne pouvaient servir facilement à un procédé pratique, non compliqué et susceptible de généralisation.

« Nous ne nous attarderons pas non plus à démontrer les inconvénients multiples qui résulteraient de l'immersion totale du cadavre dans les liquides, cette pratique n'étant guère applicable qu'à des fœtus ou à de très jeunes enfants.

« Maintenant, si nous supposons connu un agent suffisamment diffusible, antiseptique et déshydratant, pour atteindre le but que nous nous proposons, comment le mettrons-nous en contact avec les tissus autrement que

par les vaisseaux ou par des mutilations plus ou moins
étendues du cadavre ?

« Nous avions pensé, tout d'abord, qu'il serait suffisant
d'introduire dans l'organisme les liquides en question,
au moyen du tube digestif, pour imprégner tout le corps
d'une manière suffisante.

« Nous avons, en effet, obtenu par ce moyen, pendant un
temps assez prolongé, la conservation de cadavre d'animaux, que nous avons présentés à la Société de biologie.
Mais l'imprégnation était imparfaite et certaines parties
éloignées, telles que le cerveau et les membres ne tar-
daient pas à subir les effets destructeurs de la putréfaction.

« De plus, il n'est pas toujours aisé sur des sujets
atteints de rigidité cadavérique d'introduire une sonde
dans l'œsophage. Les fosses nasales, il est vrai, peuvent
à la rigueur servir de voie d'introduction, mais les expériences ayant démontré l'insuffisance du procédé, nous
n'insisterons pas davantage sur ce point.

« Pour remédier aux inconvénients ci-dessus signalés,
j'ai alors pensé à employer l'injection poussée directement
dans les diverses cavités du corps, et dans la masse même
des différents organes, au moyen d'un trocart capillaire
et d'une seringue à hydrocèle.

« Le trocart explorateur de trousse est celui qui convient le mieux en raison de sa longueur, de sa résistance
et de la forme de la pointe du mandrin.

« On ne peut se servir que difficilement d'une canule
aiguillée, parce que souvent l'orifice se bouche.

« Le liquide doit être poussé lentement avec la seringue,
et en quantité variable suivant les régions.

« Pour un enfant de 3 ans et demi, nous avons introduit de cette façon environ un demi-litre de liquide conservateur.

« Le tableau suivant donne les points d'élection pour l'injection et la quantité de liqueur que nous avons employée pour l'enfant qui a servi à nos expériences :

Plante des pieds;
Masses musculaires des mollets ;
Pli du genou (creux poplité) ;
Cuisse face antérieure, partie moyenne ;
  »   face postérieure, partie moyenne ;
Creux de l'aine, origine de la cuisse ;
Cavité abdominale, région de la vessie ;
Hypocondre droit ;
  »   gauche ;
Région du foie, de l'estomac ;
Poumon droit et poumon gauche ;
Médiastin. région du cœur, région du cou, régions latérales et masses musculaires de la nuque, face, base de la langue, joues, tête et cuir chevelu ;
Cavité céphalique en pénétrant par le côté externe de la cavité orbitaire pour ne pas blesser l'œil;
Masses lombaires et fessières.

« Dans la pratique, la direction dans laquelle l'injection interstitielle ou cavitaire doit être donnée, le lieu d'élection et la profondeur, peuvent être indiqués par un examen très simple du corps humain.

« Cette opération nécessite pour un enfant de 3 ans et demi environ, un litre du liquide conservateur.

« Une égale quantité sera réservée pour imbiber la surface du corps ou verser dans les cavités naturelles de temps
à autre (cavités orbitaires, narines, bouche) pendant le
dessèchement, qui marche d'ailleurs assez rapidement à
l'air libre et sec.

« Sur quelques points, la déshydratation peut être assez
rapide pour qu'une certaine quantité d'eau déplacée cher-
che à s'échapper du cadavre, à l'état liquide soulevant par
place l'épiderme qu'il faut, dans ce cas, perforer avec une
épingle.

« Le dessèchement commence à l'air libre et doit
ensuite être achevé dans une atmosphère desséchante et
confinée surtout quand la saison est humide et froide.

« Pour cela, on dépose autour du cadavre, placé sur des
copeaux de bois dans la bière, des vases renfermant du
chlorure de calcium que l'on renouvelle de temps en temps.

« Pendant tout le temps que dure le dessèchement, on ne
constate aucune trace de décomposition et les tissus prennent peu à peu, en durcissant, une teinte jambon fumé.

« Des divers liquides que nous avons essayés sur les
animaux, ceux qui ont donné les meilleurs résultats sont
l'alcool amylique et *l'éther nitrique* ».

Voici, au point de vue chimique, ce que sont ces deux
liquides :

1° L'alcool amylique a pour formule :

$$C^{10} H^{10} (H^2 O^2)$$

Sa chaleur de formation est la suivante :

$$C^{10} + H^{12} + O^2 = C^{10} H^{12} O^2 \left\{ \begin{array}{l} \text{(gazeux)} + 82,3 \text{ calories} \\ \text{(liquide)} + 93 \quad - \\ \text{(dissous)} + 95,8 \quad - \end{array} \right.$$

Sa Chal. spéc. molécul. est de 61 calories entre 10 et 170°

Cet alcool qui existe en petite quantité dans les eaux-de-vie de grains et de pommes de terre, a été d'abord signalé par Scheele, puis étudié par Dumas, Cahours et Balard.

On le prépare en agitant avec de l'eau l'huile de pomme de terre, que l'on sépare pendant la rectification de ces eaux-de-vie; on écarte le liquide surnageant et on le soumet à des distillations fractionnées; en recueillant les produits qui passent entre 120 et 135°, on obtient l'alcool amylique brut. On le lave, on le sèche sur du bichlorure de calcium, on le fait digérer avec de la potasse, on le rectifie de nouveau et on recueille les produits qui distillent à 132°. C'est un liquide exhalant une odeur forte et pénétrante; sa consistance est oléagineuse, il cristallise à 20°; sa densité est égale à 0,8184; il bout à 102°. Il est *insoluble dans l'eau* et soluble dans l'alcool et l'éther; il brûle avec une flamme éclairante et fuligineuse. *Son prix de revient est peu élevé.*

2° L'éther nitrique a pour formule :

$$C^4 H^4 (Az\, O^5 HO)$$

Sa chaleur de formation est la suivante :

$$C^4 + H^5 + Az + O^6 = C^4 H^4 (Az\, O^5 HO) \begin{cases} \text{liquide} + 49,3 \text{ calories} \\ \text{dissous} + 50,3 \quad - \end{cases}$$

L'éther nitrique s'obtient en faisant chauffer dans une cornue un volume d'acide azotique concentré avec deux volumes d'alcool anhydre, auquel on ajoute de l'azotate d'urée, afin d'éviter la formation d'acide nitreux. puis on distille; on ajoute de l'eau au produit distillé; l'éther se sépare; on le lave avec une solution alcaline étendue; on le sèche avec du nitrate de chaux anhydre et on le distille de nouveau avec précaution.

L'éther nitrique est un liquide d'une odeur douce et agréable, sa saveur est sucrée avec un arrière-goût amer. Il est *insoluble dans l'eau*; mais se mélange en toute proportion avec l'alcool et l'éther. Il brûle avec une flamme blanche, sa densité est égale à 1,132, il bout à 86° et se décompose avec explosion à 140° environ. *(Traité de chimie générale analytique et appliquée,* p. R. Jagnaux, 1887).

Telles sont les principales propriétés physiques et chimiques de l'alcool amylique et de l'éther nitrique.

Pour préserver efficacement le corps desséché contre l'humidité et les attaques des insectes, il n'est pas nécessaire de l'envelopper de nombreuses bandelettes plus ou moins bien bituminées, comme faisaient les anciens Egyptiens. Il suffit d'y passer une ou deux couches de vernis, ainsi que M. Dubois l'a pratiqué sur la momie qui se trouve dans le musée de médecine légale de Lyon.

La composition de ce vernis est la suivante :

<pre>
Ether sulfurique un litre
Baume de Tolu |
Benjoin   } à â 100 grammes
</pre>

Cette préparation a l'avantage de dégager une odeur très agréable et remplace très avantageusement les nombreuses substances aromatiques entrant dans la composition des formules préconisées par les anciens embaumeurs.

On peut même à la rigueur se servir d'un vernis à l'alcool quelconque.

Article II.

Transformations opérées par le liquide conservateur.

Ces transformations sont de deux sortes, elles sont macroscopiques ou microscopiques.

1° Transformations macroscopiques.

Nous rappelant comme le dit Montesquieu « qu'un fait vaut mieux qu'un raisonnement, car un fait est un raisonnement plus sa preuve. » nous avons le 13 juin 1891, entrepris sous la haute et sympathique direction de M. le professeur Lacassagne et dans son laboratoire un certain nombre d'expériences, afin de nous rendre compte par nous-même de ces transformations.

Nous avons opéré d'abord sur quatre sujets : deux fœtus morts-nés de six à sept mois et deux enfants nés à terme, morts quelques temps après leur naissance.

Le fœtus numéro 1 est de sexe masculin il pesait 870 grammes. Il avait 36 centimètres de longueur. La putréfaction était déjà avancée et les parois abdominales étaient fortement colorées en vert.

Nous avons employé à son embaumement 40 grammes d'alcool amylique, injecté suivant le manuel opératoire que nous venons d'exposer, dans les grandes cavités et les principaux muscles.

Le fœtus numéro 2 est aussi de sexe masculin ; il pesait 760 grammes. Il avait 35 centimètres de longueur, il était aussi déjà à l'état de putréfaction commençante.

Nous lui avons injecté comme ici dessus 40 grammes d'éther nitrique.

L'enfant numéro 3 est un garçon, il pesait 2 k. 675 gr. et avait 59 centimètres de longueur; il était maigre, émacié et probablement mort de phtisie. Quatre-vingts grammes d'alcool amylique ont été employés à son embaumement.

Enfin, l'enfant numéro 4, aussi un garçon, pesait 3 kilog 860 grammes, il avait 55 centimètres de long; il était gros, bien musclé, il exhalait une odeur cadavérique insupportable, nous avons employé pour lui 320 gr. d'éther nitrique.

Le corps de chacun de ces sujets a été ensuite badigeonné, avec le liquide qui avait servi aux injections cavitaires et musculaires. On lui en a versé une petite quantité dans la bouche.

Puis les quatre cadavres ont été placés dans une vitrine du laboratoire de médecine légale sur des linges de toile étendus dans des plateaux en zinc.

La température moyenne était de 25° degrés et l'hygromètre à cheveux marquait 85°.

Le 15, je visitais les corps embaumés. Je les trouvais tout transformés.

Les stigmates de la mort avaient pour ainsi dire disparu. Les couleurs suspectes s'étaient dissipées.

On ne sentait plus ni l'odeur de faisandage qu'exhalaient si fort l'avant veille les numéros 1 et 2, ni le fumet repoussant de la putréfaction que répandaient les numéros 3 et 4.

Le teint était devenu frais et même coloré en rose sur le visage. Tout le corps était recouvert d'une abondante transudation d'un liquide aqueux. Nous avons laissé le phénomène se continuer pendant dix jours, sans rien ajouter à la première manipulation.

Le 2 juillet, nous nous sommes aperçu que la dessiccation continuait sa marche, mais que des mouches étaient venues pondre leurs œufs à la surface de nos sujets et qu'en certains points du corps, surtout sur le cou et sous les aisselles, il y avait des larves qui se promenaient.

Nous avons alors procédé à un second badigeonnage, au moyen d'une éponge imprégné des liquides conservateurs.

Nous avons de plus ajouté quelques petites ponctions accessoires dans les endroits qui nous paraissaient un peu suspects de putréfaction. Le lendemain, toutes les larves avaient disparu, les points suspects avaient repris la couleur normale et la dessiccation marchait son train.

Les bras et les jambes des numéros 1 et 3 commençaient à se dessécher.

C'est alors que nous avons jugé à propos, pour mettre désormais nos sujets à l'abri des attaques des insectes, de les placer dans une caisse en bois, dont le couvercle était formé d'un cadre sur lequel on avait fixé un grillage en laiton à mailles très fines. Nous leur faisions alors un dernier badigeonnage, encore quelques ponctions cavitaires, puis à l'aide de crochets nous les suspendions par les pieds au plafond de notre caisse. C'est dans cette situation qu'ils se sont plus ou moins desséchés et qu'ils ont atteint le degré de momification relativement avancé dans lequel ils se trouvent actuellement.

Le 19 juillet nous avons recueilli les données suivantes :

La momie n° 1 ne pesait plus que 130 grammes et
n'avait plus que 35 cent. de long.

Le n° 2 pesait 260 grammes et avait 35 cent. de long.

Le n° 3 pesait 1 kil. 800 et avait 58 cent. de long.

Le n° 4 pesait 2 kil. 870 et avait 55 cent. de long.

Une conclusion se dégage tout naturellement de la
comparaison entre les nombres que nous avons recueillis
au commencement de notre expérience et ceux que nous
avons relevés le 19 : à savoir que ce sont les sujets embaumés avec l'alcool amylique qui ont le plus perdu en
poids, c'est-à-dire les numéros 1 et 3. Aussi ce sont ces
derniers qui sont les plus avancés en dessiccation. L'alcool
amylique semblerait donc être un meilleur déshydratant
que l'éther nitrique. Mais nous sommes incapables d'indiquer la raison de cette différence.

C'est aussi, à cause de l'odeur forte qu'il dégage, un
insectifuge plus énergique. Enfin, d'après les expériences
faites sur les larves des mouches carnassières qui s'étaient,
à un moment donné, développées sur nos sujets, nous
croyons pouvoir conclure que, comme insecticide, l'alcool
est supérieur à l'éther.

Mais d'un autre côté, nous avons constaté que l'éther
nitrique était plus efficace que l'alcool pour faire disparaître rapidement l'odeur de faisandage et de putréfaction. Ces deux liquides dans leurs effets semblent donc
se compléter l'un par l'autre. C'est pourquoi nous avons
voulu essayer de les mélanger dans certaines préparations

et de pratiquer avec ce liquide mixte l'embaumement d'un
cadavre. L'expérience a été faite le 15 juillet par le garçon du laboratoire de M. Lacassagne sur le cadavre d'une
petite fille de 5 à 6 mois. Le sujet, quand l'embaumement
fut pratiqué, était en voie de putréfaction et exhalait une
odeur nauséabonde. L'expérience a parfaitement réussi,
toute odeur cadavérique a disparu comme par enchante-
ment, et actuellement le sujet qui a été placé dans les
sous-sol de la Faculté, entouré d'une gaze fine pour le
préserver des attaques des insectes, est en pleine voie
de dessiccation. Depuis, deux nouveaux sujets ont été embaumés au moyen de ces deux liquides mélangés, mais à
part la disparition de l'odeur cadavérique et la réappari-
tion des couleurs normales dans les tissus cutanés, la
date récente de l'expérience ne nous permet pas de con-
signer ici d'autres résultats.

Revenons donc aux sujets de notre première expérience :

Les numéros 1 et 2 sont à peu près momifiés. Les muscles et les autres tissus sous-cutanées sont séchés et ratatinés. La peau est devenue noirâtre, tout le corps à considérablement diminué de volume et les membres semblent
complètement momifiés.

Le numéro 3 est actuellement très avancé en dessiccation et, dans quelques jours, celle-ci sera parfaite.

Quant au n° 4, il n'a aucun signe de putréfaction, mais
la momification marche plus lentement. Tels sont, très en
abrégé, les résultats de mes expériences. Il est vrai que
n'ayant pas pu me procurer de cadavre d'adulte elles ont
porté exclusivement sur des corps de fœtus ou de jeunes

enfants. Mais M. le professeur Dubois avait, dès l'an dernier comblé cette lacune en réussissant à momifier de la même manière un enfant de 3 ans 1/2, grasset et bien musclé. Une des momies qu'il a ainsi préparée et qu'il a ensuite enduite d'un vernis pour la préserver de l'humidité et des attaques des insectes se voit actuellement dans le musée du laboratoire de médecine légale, où elle est en parfait état de conservation depuis un an. Ce fait prouve que la méthode Dubois réussit aussi bien sur les sujets plus âgés que sur de tout jeunes enfants.

2° *Transformation histologique et par conséquent microscopique*. Nous avons voulu nous rendre compte des transformations que subissent les tissus sous l'influence de la méthode d'embaumement qui nous occupe, et nous avons fait quelques préparations microscopiques avec les tissus desséchés de la momie préparée, l'an dernier, par M. Dubois.

Nous avons suivi une double méthode : la méthode par coupe et la méthode par dilacération des tissus.

Dans le premier cas, nous nous sommes conformés au manuel opératoire suivant :

Nous avons commencé par faire tremper les tissus dans l'alcool absolu, puis dans le toluène ; ensuite nous les avons inclus à la paraffine et débités en coupe minces, partie à main levée partie avec le microtome Dumaige.

Les coupes ont été placées sur des lames de verre enduites de collodium et d'essence de girofle, collées, lavées au toluène pour enlever la paraffine, puis à l'alcool absolu, puis à l'alcool au 1/3, enfin à l'eau.

Nous les avons ensuite colorées au picro-carmin, lavées à l'eau, à l'alcool aqueux, à l'alcool absolu, au toluène. Nous les avons ensuite montées dans le baume du Canada.

Dans le second cas au lieu de trancher les tissus au microtome nous les avons dilacéré à l'aide d'aiguilles fines. Nous avons tâché d'isoler les différents éléments, puis nous avons déshydraté comme ci-dessus, coloré au picro-carmin et monté la préparation dans le baume du Canada.

Or voici, ce que le microscope nous a montré a propos de ces diverses préparations. Nous avons vu que pour le *tissu cutané* la couche de Malpighi est conservée et reconnaissable. Le derme est ratatiné. plus mince qu'à l'état normal, mais à structure parfaitement nette. Le tissu adipeux sous-cutané semble conservé à peu près intact. Du reste la graisse n'a disparu complètement nulle part. On reconnaît encore facilement les follicules pileux, les canalicules contournés des glandes sudoripales. Les poils des sourcils et les cheveux sont restés en places et bien adhérents.

Le *tissu musculaire* est absolument desséché, les fibres sont réduites en diamètre, mais parfaitement reconnaissables. En certains endroits la striation transversale est aussi très nette. Il n'y a pas de trace de dégénérescence graisseuse.

Le *tissu conjonctif* est bien conservé et à peu près semblable au type normal. Mais il est fortement séché et les divers éléments sont tassés et comme revenus les uns sur les autres, mais aucun d'eux ne semble avoir disparu.

Pour le tissu nerveux tout ce que l'on remarque très

nettement, c'est que les fibres nerveuses sont devenues variqueuses. On entrevoit aussi quelques noyaux réprésentés par des points plus colorés que le reste de l'élément. La fibre nerveuse est un peu granuleuse. La gaîne de Schwann semble exister. Le *cylinder axis* est petit et ratatiné.

Les circonstances ne nous ont pas permis d'étudier les autres tissus ; mais nous y aurions certainement trouvé les mêmes transformations que nous venons de voir opérées par la dessiccation dans les autres, c'est-à-dire déshydratation plus ou moins complète.

Nous le voyons, le procédé Dubois n'est pas un destructeur ou un carbonisateur des tissus. Les éléments anatomiques sont au contraire peu modifiés. Toute la transformation qu'ils ont subie a été de perdre leur eau de constitution de se déshydrater à peu près complètement ; mais nous avons vu que la dessiccation était précisément le meilleur moyen d'empêcher ou d'arrêter la putréfaction en privant les infiniment petits qui la produisent de la condition absolument nécessaire, si non pour exister, du moins pour végéter et pulluler. Il répond donc parfaitement à la première condition d'un bon procédé de conservation que nous demandions dans notre préface. Du reste la couche de vernis, dont on enduira la momie desséchée, la préserve efficacement contre les moisissures et les insectes. Il répond donc aussi à la seconde de nos conditions. Le procédé R. Dubois est appelé à rendre de vrais services dans l'avenir, ainsi que le chapitre suivant va nous le montrer.

CHAPITRE III.

Applications possibles du nouveau procédé d'embaumement.

Il nous semble que le procédé d'embaumement dont nous nous occupons ici peut avoir à l'avenir d'importantes et nombreuses applications au point de vue hygiénique, militaire, médico-légal, social.

1° *Au point de vue hygiénique* : Quand une famille, a le malheur de perdre l'un de ses membres on sait ce qu'il arrive. Après l'immobilité, le froidissement graduel du cadavre, la rigidité cadavérique, il se passe dans les tissus des réactions physiques et chimiques des liquides et des solides agissant les uns sur les autres, en dehors et en l'absence de phénomènes normaux de sa nutrition. Le résultat de cette modification qui n'est pas encore la putréfaction, puisque les microbes n'y ont aucune part, mais qui en est comme le prodrome et le signe avant coureur, est le dégagement d'une odeur désagréable, l'odeur propre du cadavre, qui se faisande. Cette odeur, qui n'est pas toujours sans dangers, prend à la gorge les personnes obligées de rester près du corps du défunt et surtout, à l'époque des grandes chaleurs de l'été, les fatigue beaucoup.

Mais ce n'est pas tout. Bientôt, en effet, surtout si on est obligé pour des raisons spéciales de retarder, de quelques jours, l'inhumation, une odeur bien plus affreuse encore que celle dont nous venons de parler se dégage de

toutes parts du corps du défunt. C'est l'odeur caractéristique de la putréfaction qui oblige même les plus coura-
geux et les plus dévoués à fuir loin du cadavre. On a beau
faire brûler de l'encens, des aromates, répandre des
parfums et des poudres odorantes, rien n'y fait. L'odeur
de la chair qui se pourrit, se propage et pénètre partout.
Les voisins eux-mêmes en sont parfois incommodés (1).

Or, nous avons vu à propos des expériences que nous
avons entreprises que l'alcool amylique et surtout
l'éther nitrique jouissaient de la propriété d'empêcher le
développement et de faire disparaître presque immédiatement l'odeur de faisandage et l'odeur de la putréfaction
si elles existaient déjà. Il suffira donc de pratiquer l'embaumement, surtout avec ce dernier liquide, pour que sans
mutilation, sans que le mort perde une goutte de sang,
tout rentre immédiatement dans l'ordre. On pourra ensuite
conserver le corps aussi longtemps que la nécessité l'exi-
gera et cela sans fatigue, ainsi que sans dégoût et sans
péril.

2° *Au point de vue militaire*, la conservation facile
et sûre d'un cadavre pourrait rendre des services dans
certaines circonstances.

La fable raconte en effet, qu'Hercule, l'incomparable
héros étant en guerre contre Laomédon demanda à son
ami Licinius de lui donner son fils comme compagnon
d'armes.

Le père consentit à condition que le héros s'engageât

____

(1) On sait qu'autrefois la mauvaise odeur qui se dégageait des
amphithéâtres de dissection faisait assez souvent naître, dans le
personnel, des indispositions plus ou moins graves.

à ramener Argius dans sa patrie. Mais hélas ! le jeune guerrier succomba sous les murs de Troie. Dans cette position critique, Hercule dut recourir à un expédient. Il fit brûler Argius et envoya au malheureux père les cendres de son fils enfermées dans une urne précieuse. C'était peu de chose. Malgré ses vertus Hercule, s'il eût vécu de nos jours, n'eût pu rendre la vie que le sort des armes avait enlevé au corps, mais il eût envoyé au moins, au malheureux père, la forme sensible de ce fils bien aimé : Hercule ainsi gardait mieux son serment en conservant au père au moins l'image de son enfant.

Mais combien de fois, dans nos temps modernes, nos expéditions lointaines mettent l'Etat dans le cas d'Hercule. L'Etat, en effet a demandé au père son enfant et lui a promis, implicitement du moins, de le lui rendre un jour, mais la mort frappe le jeune homme loin de sa patrie et des siens.

Pourquoi dans certains cas spéciaux, grâce au perfectionnement de nos méthodes de conservation, ne serait-il pas permis de ramener dans la patrie, comme firent autrefois les Grecs pour Agésilas, le jeune héros mort au champ de l'honneur et du devoir, pour qu'il lui fût donné de reposer à jamais dans le tombeau de la famille ?

Car s'il est vrai que la généralité serait encombrante, l'exception ne soulèverait pas les mêmes difficultés.

N'est-ce pas honorer la patrie que vouloir faire reposer en son sein ceux qui sont morts pour elle sur un sol étranger. Et n'est-ce pas amoindrir l'hommage public rendu à leur mémoire, que de choisir une futaille de rhum ou d'eau-de-vie pour ensevelir ces augustes morts et les ramener sur la terre natale (1).

1 Paul Bert et l'amiral Courbet ont été ainsi ramenés en France.

3° *Au point de vue médico-légal.*

En médecine légale le nouveau procédé d'embaumement pourrait avoir d'heureuses applications. Il se présente assez souvent, en effet, des cas où il y a intérêt capital à conserver un cadavre plus ou moins longtemps. Ces faits se présentent surtout lorsqu'il faut constater l'identité, pour pouvoir mettre à un moment donné le corps sous les yeux du public ou en présence de l'assassin pour une confrontation, ou bien dans les cas d'expertise pour avoir le temps de l'examiner avec plus de soin.

Autrefois, en Bretagne, dans la province de Cornouailles et de Léon, les médecins au rapport devaient, dans certaines circonstances prévues par la loi, conserver le corps en le salant.

Aujourd'hui, à la Morgue de Paris, on est très bien installé, pour conserver les corps tout entier dans un but médico-légal. On emploie pour cela des cellules à congélation ; on place de la glace et du sel marin autour du corps, on plonge tout le corps dans l'eau alcoolisée, on l'irrigue continuellement avec une solution phéniquée, on fait des injections conservatrices, etc.

L'embaumement Dubois pourrait aussi être employé avec avantage dans un grand nombre de Morgues, où la luxueuse et très dispendieuse installation parisienne ne peut être facilement établie, car, en même temps qu'il assurerait la conservation il serait même dans quelques cas susceptible de rendre au faciès quelques-unes de ses qualités naturelles. De plus, comme ces liquides ne sont pas à proprement parler des poisons, sans gêner en rien les recherches toxicologiques ils rendraient de grands services en empêchant la destruction des substances nuisibles introduites dans l'organisme dans un but criminel.

Enfin, il est très probable qu'en empêchant les phénomènes putréfactoires des tissus, il s'opposerait aussi à la formation des ptomaïnes végétales ou animales dont la production spontanée rend hésitantes les recherches de toxicologie criminelle.

Bien plus et il convient d'insister sur ce point important à savoir que, dans beaucoup de cas le médecin légiste ne peut employer les procédés d'embaumement connus jusqu'à présent. Comment, en effet, pratiquer une injection par l'aorte ou la carotide sur une victime dont le corps a été mis en lambeaux par l'assassin ? D'ailleurs la découverte tardive d'un corps ou les lésions qu'il présente à la suite d'un attentat criminel rendent le plus souvent aussi impossible l'injection générale, alors que la conservation pourra être assurée par la méthode de Dubois, susceptible d'être appliquée, d'ailleurs, par l'aide le moins expérimenté en l'absence de tout spécialiste.

En dernier lieu, la pratique de l'embaumement Dubois rendrait impossible les inhumations prématurées. Car s'il est vrai qu'en général il est assez facile, au bout de quelque temps du moins de constater la réalité de la mort et que bien vite l'odeur nauséabonde qui se dégage des tissus vient informer officiellement les personnes qui entourent le défunt que tout est bien fini et que déjà la putréfaction a commencé son œuvre, il est certainement des circonstances où la chose n'est pas aussi facile, et il est arrivé parfois que des erreurs lamentables ont été commises à ce point de vue. On connaît en effet la terrible statistique de Bruhier : « cinquante-deux personnes enterrées vivantes, quatre ouvertes avant leur mort, cent trois revenues spontanément à la vie après avoir été renfermées dans le cercueil, soixante-douze réputées mortes sans l'être. (Tourdes, art. Mort. *Dict. encycl.*). C'est ce qui faisait dire à Winslow : « Rien de si certain que la mort, puisqu'elle est inévitable et aussi naturelle que la naissance, et rien quelquefois de si incertain, puisque les personnes réputées mortes et que l'on avait ensevelies sont sorties de leur cercueil et même de leur tombeau. »

En effet, on peut se trouver en présence d'un corps froid et inerte. Il n'y a plus de phénomènes apparents de circulation et de respiration ; mais la rigidité cadavérique et la putréfaction ne se montrent pas encore. Que penser alors de la réalité de la mort et quelle décision prendre ?

Les Romains maintenaient le visage du défunt découvert. Ceux qui le veillaient étaient tenus de l'appeler par son nom plusieurs fois, à grands cris. On jouait dans la chambre mortuaire d'instruments bruyants, tels que des trompettes. Enfin, une période de sept jours étant écoulée, on appelait le mort une dernière fois, et s'il ne répondait pas on l'inhumait ou on le brûlait après lui avoir coupé un doigt.

Au moyen âge, en pareille occasion, on pratiquait des onctions pour réveiller, disait-on, des esprits animaux qu'on soupçonnait de n'être qu'assoupis.

Mais Pénicher reconnaît que ces moyens étaient peu efficaces, quant à lui, il conseille de taillader à coups de bistouri la plante des pieds, afin de s'assurer de la réalité de la mort. D'autres demandaient la section d'artères importantes. Ces moyens nous paraissent un peu violents! Le nouveau procédé d'embaumement, mettrait bien vite en face de la réalité, en dissipant tous les doutes.

On sait en effet la propriété dont jouit l'éther, de rappeler à la vie les personnes qui sont en syncope. Dans le cas qui nous occupe, il suffirait de commencer l'embaumement par les pieds, en faisant là les premières injections avec de l'éther avant d'en arriver aux grandes cavités et d'employer l'alcool amylique, qui d'ailleurs doit jouir à peu près des mêmes propriétés que l'éther.

Dans ces conditions, la léthargie serait très vraisemblablement interrompue, ou tout au moins verrait-on sous l'influence de ces injections extraordinairement excitantes et cependant inoffensives, quelque réaction physiologique révélatrice se produire.

En agissant ainsi, on ferait disparaître cette espèce de cauchemar, qui de tout temps, a hanté certains esprits : la frayeur d'être enterré vivant. On ne verrait plus dans la suite une veuve Rosny ordonner par testament à son médecin de lui trancher la tête quand il la croirait morte, et un médecin israélite, charger un de ses confrères de lui ouvrir une carotide et une fémurale pour constater la réalité de son trépas.

4° *Enfin, au point de vue social.* Nous ne sommes pas, comme les Chinois, un peuple fermé. Nous allons, partout au loin, porter les trésors de notre commerce, l'influence de notre civilisation, les dogmes de notre religion. Ne serait-il pas consolant pour ces pionniers de la religion, de l'industrie ou de la science, de savoir que, si la mort les surprend dans l'accomplissement de leur grande mission, il sera du moins donné à leur dépouille mortelle embaumée, de pouvoir rentrer dans la terre de la patrie, pour y reposer à jamais !

Le nouveau procédé d'embaumement, qui fait en partie l'objet de cette étude, correspond à ces légitimes désirs. En tout cas, il y a certainement une voie ouverte de ce côté-là, aujourd'hui surtout que les progrès de la vapeur et de l'électricité ont, pour ainsi dire, rapproché les distances et fait des frères des peuples les plus éloignés.

CONCLUSIONS

———

Je me proposais en commençant ce travail de faire l'histoire critique des embaumements, depuis les temps les plus reculés jusqu'à nos jours en montrant, à propos des divers systèmes qui se sont succédés, durant le cours des âges, les avantages et les défauts de chacun d'eux. J'ai tâché d'atteindre ce but dans les deux premières parties de cette thèse. Je désirais ensuite étudier avec quelques détails le nouveau procédé d'embaumement dont M. le professeur R. Dubois avait, il y a quelques mois, fait connaître la découverte au monde savant. C'est ce que je me suis efforcé de réaliser dans la troisième partie. Il ne me reste donc plus qu'à résumer le tout sous forme de quelques propositions claires et précises, de la manière suivante :

1° Tous les procédés d'embaumement qui ont eu cours durant la période empirique ne sont plus applicables de nos jours. Ils ne sauraient, en effet, s'adapter à nos mœurs et à notre civilisation.

2° Les procédés de la période métaphysique, soit à cause du peu de sûreté qu'ils présentaient, soit à cause des mutilations répugnantes qu'ils exigeaient, ne sont plus de mise aujourd'hui.

3° Les procédés de la période scientifique sont certainement supérieurs à ceux des siècles passés. Mais aucun ne semble parfait. Tous pèchent plus ou moins par certains côtés.

4° Le procédé nouveau semble offrir des avantages réels sur ceux qui l'ont précédé, car :

a) Le manuel opératoire ne nécessite aucune opération délicate et l'on est toujours certain de pouvoir faire pénétrer le liquide dans le point indiqué quel que soit l'état du cadavre. Ce qui permet au procédé de pouvoir se vulgariser rapidement étant rendu applicable par les mains les moins expérimentées.

b) Le prix du liquide employé et des instruments nécessaires à cette fin étant peu élevé, on pourra appliquer le procédé à un grand nombre de cadavres.

c) Les liquides conservateurs jouissant du privilège d'empêcher de se développer ou de faire disparaître, si elles existent déjà, les odeurs du faisandage et de la putréfaction, trouveront de nombreuses applications dans l'hygiène privée et publique.

d) La simplicité, la sûreté du procédé le recommandent pour les inhumations de militaires et de marins dans certaines circonstances, dans le cas surtout où l'on voudrait conserver le corps de personnages importants. Il rendra désormais le rapatriement des cadavres possible.

e) Les liquides conservateurs ne renfermant aucune matière essentiellement nuisible capable de produire un empoisonnement et empêchant même la destruction des substances toxiques introduites dans l'organisme dans un but criminel, et très vraisemblablement la formation de ptomaïnes par la fermentation cadavérique et par la fermentation putride, ils ne gêneront en rien les recherches toxicologiques, mais au contraire les rendront possibles pour un temps indéterminé.

f) Aucune lésion artificielle n'étant produite, on pourra toujours ainsi en médecine légale conserver le cadavre portant des traumatismes pour établir l'identité ou le meurtre et le montrer comme pièce à conviction. De même dans les cas de dépeçage criminel.

g) Le nouveau procédé d'embaumement rendra probablement le fait d'inhumations prématurées impossible dans le cas de mort apparente, à cause des propriétés stimulantes dont jouissent les substances éthérées et la manière dont on pratiquera l'embaumement.

h) Enfin la famille et les amis des défunts, n'ayant plus à redouter les opérations et les mutilations qui sont inévitables avec les procédés anciens et que beaucoup considèrent comme une profanation du cadavre, pourront souvent recourir à l'embaumement pour conserver plus ou moins longtemps le corps des personnes qui leur sont chères.

TABLE DES MATIÈRES

PREMIÈRE PARTIE

Première section

CHAPITRE PREMIER

CHAPITRE II

Deuxième section

CHAPITRE PREMIER

CHAPITRE II

CHAPITRE III

ERRATA

—

Page 35 *lisez* Privées et non Rivées.
»   43 »   Aussi et non Ainsi.
»   45 »   Czermak et non Ezermak.
»   47 »   Par un but et non parmi leur.
»   48 »   Graisses et non graines.
»   50 »   Ces peuples et non les peuples.
»   56 »   Dardait, réchauffait et non dardant, réchauffant.
»   60 »   Emploient et non employaient.
»   65 »   Hiblœo et non hiblœ.
»   77 »   Et qu'elles et non ce qu'elles.
»   84 »   Illatæbilis ora et non illatæbilis ova.
»   94 »   Exosmotiques et non anasmctiques.
»   96 »   Raréfieraient et non caréfieraient.
» 107 »   On coupera et non en couper.
» 110 »   Comme exemples et non par exemple.
»   »   »   Mme la Dauphine et non M. le Dauphin.
»   »   »   Decrivit et non decouvrit.
» 111 »   Agisilas et non Agesilans.
»   »   »   S'écrie et non se récrie.
» 114 »   A la partie inférieure du corps et non à la partie intérieure du corps.
» 121 »   Pelletan et non Pelleton.
» 126 »   A une momie guanche et non à une momie cuanche.
» 131 »   Isoler le corps et non isoder le corps.

DOCUMENTS

de Criminologie et de Médecine légale